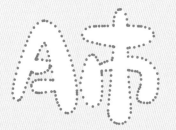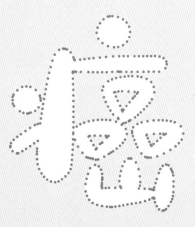

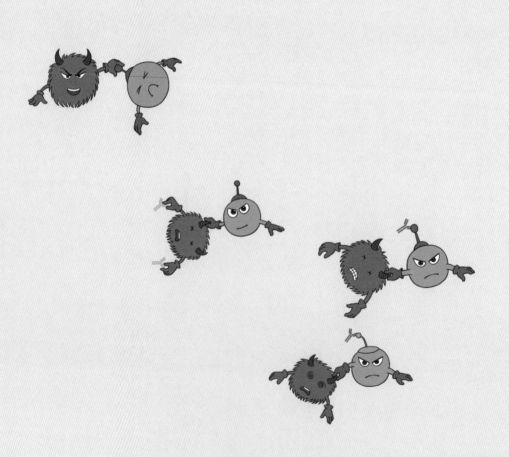

·季加孚·　·张宁·
　总主编　　执行总主编

肿瘤科普百科丛书

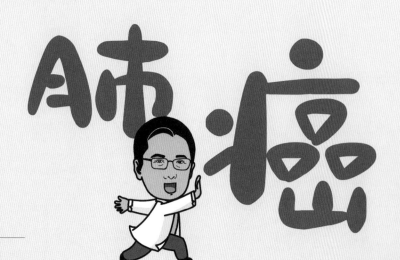

主　编　吴　楠
副主编　杨　帆　钟文昭　阎　石
编　者（按姓氏笔画排序）

马则铭　北京大学肿瘤医院
王　迅　北京大学人民医院
王梦敏　广东省人民医院　广东省医学科学院　广东省肺癌研究所
齐一凡　广东省人民医院　广东省医学科学院　广东省肺癌研究所
李泓基　广东省人民医院　广东省医学科学院　广东省肺癌研究所
杨　帆　北京大学人民医院
杨　杰　广东省人民医院　广东省医学科学院　广东省肺癌研究所
吴　楠　北京大学肿瘤医院
张　升　广东省人民医院　广东省医学科学院　广东省肺癌研究所
赵大川　北京大学肿瘤医院
钟文昭　广东省人民医院　广东省医学科学院　广东省肺癌研究所
洪慧昭　广东省人民医院　广东省医学科学院　广东省肺癌研究所
阎　石　北京大学肿瘤医院
傅　睿　广东省人民医院　广东省医学科学院　广东省肺癌研究所
秘　书　赵大川　北京大学肿瘤医院

人民卫生出版社
·北　京·

《肿瘤科普百科丛书》编写委员会

总 主 编　季加孚
执行总主编　张 宁
编　　　委 （按姓氏笔画排序）

王建六　北京大学人民医院
邢宝才　北京大学肿瘤医院
朱 军　北京大学肿瘤医院
江 涛　首都医科大学附属北京天坛医院
李学松　北京大学第一医院
杨 跃　北京大学肿瘤医院
步召德　北京大学肿瘤医院
吴 楠　北京大学肿瘤医院
张 宁　首都医科大学附属北京安贞医院
张 彬　北京大学肿瘤医院
张晓辉　北京大学人民医院
林天歆　中山大学孙逸仙纪念医院
欧阳涛　北京大学肿瘤医院
季加孚　北京大学肿瘤医院
郑 虹　北京大学肿瘤医院
郝纯毅　北京大学肿瘤医院
徐万海　哈尔滨医科大学附属第四医院
高雨农　北京大学肿瘤医院
曹 勇　首都医科大学附属北京天坛医院
樊征夫　北京大学肿瘤医院

健康是促进人全面发展的必然要求，是经济社会发展的基础条件，是民族昌盛和国家富强的重要标志。人们常把健康比作1，事业、家庭、名誉、财富等就是1后面的0，人生圆满全系于1的稳固。目前我国卫生健康事业长足发展，居民主要健康指标总体优于其他中高收入国家平均水平，健康中国占据着优先发展的战略地位。但随着工业化、城镇化、人口老龄化进程加快，中国居民生产生活方式和疾病谱不断发生变化。心脑血管疾病、癌症、慢性呼吸系统疾病、糖尿病等慢性非传染性疾病导致的死亡人数占总死亡人数的88%，这些疾病负担占疾病总负担的70%以上。了解防控和初步处理这些疾病的知识，毋庸置疑，会降低这些疾病的发生率和死亡率，会降低由这些疾病导致的巨大负担。

我国人口众多，人均受教育水平较低，公众的健康素养存在很大的城乡差别、地区差别、职业差别，因此公众整体的健康素养水平较低。居民健康知识知晓率低，吸烟、过量饮酒、缺乏锻炼、不合理膳食等不健康生活方式比较普遍，由此引起的疾病问题日益突出。《"健康中国2030"规划纲要》中指出，需要坚持预防为主，深入开展爱国卫生运动，倡导健康文明生活方式，预防控制重大疾病。这是健康中国战略的重要一环，需要将医学知识、健康知识用公众易于理解、接受和参与的方式进行普及。这种普及必须运用社会化、群众化和经常化的科普方式，充分利用现代社会的多种信息传播媒体，不失时机地广泛渗透到各种社会活动之中，才能更有效地助力健康中国战略。

据统计，中国每天有1万人确诊癌症，癌症是影响人民身体健康的重要杀手之一。在众多活跃于肿瘤临床一线、热衷于为人民健康付出的专家们的支持和努力下，通过多次研讨，我们撰写了这套《肿瘤科普百科丛书》，它涵盖了我国最常见的肿瘤。我们在吸取类似科普读物优点的基础上，不单纯以疾病分类为纲要介绍，还以患者对不同疾病最关心的问题为中心进行介绍。同时辅以更加通俗的语言和图画，描述一个器官相关的健康、保健知识，不但可以使"白丁"启蒙，还可以使初步了解癌症知识的人提高水平。

最后，在此我衷心感谢每一位主编和编委的支持和努力，感谢每位专家在繁忙的工作之余，仍然为使患者最终获益的共同目标而努力，也希望该丛书能够助力健康中国行动。

季加孚

北京大学肿瘤医院　北京市肿瘤防治研究所

2022 年 4 月

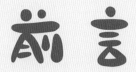

前　言

　　作为一名三甲肿瘤医院的胸外科医生，每周我都会接诊数十位、上百位"肺癌"患者。这些患者或忧心忡忡，或惴惴不安，或茫然若失，身边陪伴着的至亲亦是如此。他们可能已经从网络上、书本里、电视中、身边朋友又或是其他医生处，得到了一些关于"肺癌"的信息。这些信息到底是否符合患者的病情，如何辨别信息的真伪，哪些又是已经过时的消息，我们往往需要大量的时间和患者进行解释和沟通。

　　然而想要在短时间内解释清楚关于肺癌的点点滴滴，自然是不现实的，一些患者可能仅仅需要随访观察，一些患者可能需要手术治疗，一些患者可能已经失去了手术的机会，需要全身性的治疗。患者就诊期间我与我的助手们也在努力地反复向患者解释每一步诊疗的目的与意义，这在一定程度上可以缓解患者的焦虑，但我们仍然可以感受到患者身边萦绕着那种无助感。

　　在本书中，对于患者曾向我提出的大部分的问题，我都进行了归纳和总结，也试着给出了较为清晰与明确的解答。撰写这本书的初衷，是希望患者和家属对于在门诊过程中没有得到充分解答的那些问题，可以在本书中得到满意的答案。"知识就是力量"，只有未知才会勾起一个人最为真实的恐怖感。

　　但不得不说，医学的进步突飞猛进，全新的疗法与理念层出不穷，撰写本书是以科普为目的，如果您在阅读之后仍有想要进一步探讨或了解的知识，欢迎您来到诊室与我们进一步地交流和沟通。

　　愿阅读本书的各位读者，可以从书中获得知识与力量，在面对疾病时，可以拥有更多的勇气与自信，从容地面对，让生活更加精彩。

吴　楠

北京大学肿瘤医院

2022 年 4 月

目录

一、肺癌，从诊断、治疗到随访

　　作为中国以及世界上发病率第二，死亡率第一的恶性肿瘤，肺癌十分符合人们对"癌症"的认识，可谓谈"癌"色变。但是肺癌真的就无药可治吗？在临床工作中，仍然有很多早期肺癌患者经过手术治疗获得了痊愈。对于肺癌的恐惧往往来源于对其的不了解。

　　随着社会经济的发展，人民群众生活水平的提高，医疗保险的全面覆盖，社会福利、全民健康的逐步被重视，越来越多的人们会进行胸部 CT 的检查，这意味着有更多的人会发现肺部病变。索条影、钙化灶、磨玻璃结节、实性结节、实性肿物，这些肺部的影像学异常，有些可能是良性病变，有些可能是肺癌的癌前病变，有些可能已经是早期肺癌，有些可能已经是中期或者晚期的肺癌。对于真正的肺癌患者，早发现、早诊断、早治疗，才是正确的选择。讳疾忌医最终总会付出高昂的代价。

　　勇敢地面对疾病，来源于对疾病的充分了解。肺癌的诊疗过程有其共性，但肺癌更是一个异质性很强，需要多个学科相互协作的疾病。在医学界，各类肺癌治疗的专家共识层出不穷，临床医生需要大量时间来进行学习。对于患者及家属而言，全面了解肺癌各个分期、各种类型的治疗，实在是过于困难，大部分家属和患者连肺癌的基本知识都不曾了解。撰写本书的初衷，是希望读者可以从书中获得关于肺占位以及肺部肿瘤的一些基本知识，可以将这本书作为一本工具书。希望读者在有困惑的时候可以从书中找到相关知识，让这本书就像字典一样，必不可少，但又无须一口气整本阅读。

　　本书的内容在目录上已经做出了概括，您想了解的问题在目录中进行了提炼。如果您还有什么其他需要知道的问题，想必也是更为深入、前沿的问题，可以与我们联系，也可以在就诊时咨询您的主诊医生。

（一）从这本书能得到什么信息

本书一共分为八个部分，第一部分是本书内容的概述，尝试着对 CT 检查发现肺占位的患者以及那些潜在的肺癌患者的整体诊疗思路做一个概括。希望不幸发现肺占位乃至确诊肺癌的患者在一开始就对整个疾病的诊疗过程有初步的认识，知道整个疾病的诊疗流程是怎么样的，知道在每一个节点医生们到底在思考些什么。

第二部分主要对肺脏这个器官、肺部占位以及肺癌的基础知识进行介绍，也包括可能存在的不适症状，哪些人群需要进行胸部 CT 检查，以及 CT 发现病变的患者一开始看病时需要做哪些准备等。

第三部分主要是围绕初次就诊于门诊的患者可能经历的一些事情展开，包括所有潜在的肺癌患者的相关评估，手术患者的相关准备，以及手术后相关情况的处理等。

第四部分、第五部分主要是对那些非手术患者，或者是手术后需要辅助治疗的患者可能经历的相关情况进行说明，对可能存在的问题进行解答，分别对非小细胞肺癌（第四部分）和小细胞肺癌（第五部分）患者进行基础情况的介绍。

第六部分为肺癌患者的一些注意事项，第七部分介绍了临床试验研究是什么，最后的第八部分，介绍了肺癌患者饮食上的一些注意事项。

（二）去医院治疗肺癌，大致的流程是什么

图 1 试着概述了肺癌的整体治疗原则。虽然不可能涵盖所有患者的情况，但其共性内容大体相似。无论是因为咳嗽、咯血等临床症状就诊，又或是因为无意中发现肺部结节就诊，就诊时临床医生首先会对结节的性质进行判断，并根据其良恶性的倾向性决定后续治疗。如倾向良性或者良恶性暂时难以判断，则可能要求患者继续随诊观察，一旦肺部病变倾向恶性，则根据病变的情况进行下一步治疗。

倾向恶性的病变，在临床诊疗过程中，首先会对这个病变是否适合接受手术治疗进行判断。对于患者自身条件不佳或者肿瘤分期较晚，已经不适合手术的患者，会根据疾病的分期，进行非手术的综合治疗或晚期疾病的综合抗肿瘤治疗。具体的

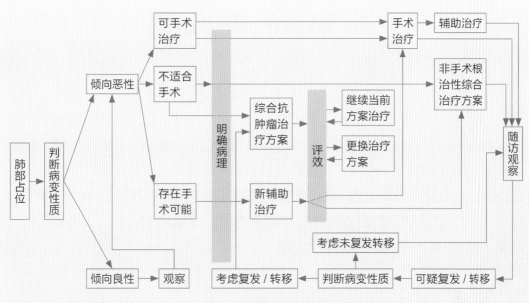

图 1　肺癌的治疗流程

治疗方案制订需要根据疾病的分期、病理类型、转移情况以及患者的一般状况。

　　对于可手术的患者，部分患者经过评估就建议直接接受手术治疗，另一部分患者则可能因为病变位置、患者一般情况等原因，建议先明确病理，如确诊恶性肿瘤，再进行手术治疗。手术后根据病理情况，部分患者还需要接受术后辅助治疗。

　　对于根据目前情况难以手术或者创伤较大，但是仍存在手术可能的患者，一般会建议患者先进行新辅助治疗，并通过治疗后评效的结果，判断治疗效果。如果治疗效果不错，获得了手术切除的机会，则进行手术治疗；如果治疗效果不佳，则可能建议患者选择非手术的其他根治性治疗方案。

　　无论是否进行手术，任何根治性治疗后都需要定期随访观察。如果出现复发转移，则需要接受后续的综合性抗肿瘤治疗。

　　这里还要强调的一点就是复查评效。无论是在抗肿瘤治疗的一开始就进入综合性抗肿瘤治疗，还是根治性治疗后肿瘤复发，再进入综合性抗肿瘤治疗，定期的复查评效在治疗的过程中十分重要。依靠复查评效，可以明确目前治疗方案的有效性，一旦发现疾病进展，证明当前的治疗方案已经对肿瘤无效。如及时更换治疗方案，仍可以很好地控制肿瘤，并且可以避免已经无效的治疗对患者的伤害。

（赵大川　阎石　吴楠）

二、肺脏的基础知识

当得知可能患有肺癌的时候，绝大多数患者都会产生很大的心理负担，有些患者甚至会觉得震惊、迷茫。到底肺癌是怎样一种疾病？肺是什么样子的？人有几个肺？大多数人仍缺乏相关的健康知识，对疾病的认识往往是从影视剧中获得。

本部分主要介绍肺脏与肺癌的一些基础知识，让大家对"肺"这个器官有所了解，也可以初步明白，肺癌是什么。

（一）肺脏是什么

肺脏是呼吸系统最为重要的器官。

为了解释清楚肺脏是什么，首先要解释一下，什么是呼吸。呼吸作为人最重要的生命活动之一，其本质就是进行气体交换，将空气中的氧气吸入体内，再将体内的二氧化碳通过气道呼出体外。

这就又出现了一个新的名词——气道。气道是一条不断分支的管路。呼吸时，气体从鼻腔到咽喉到气管直至终末细支气管（这一部分被称为气道的传导部），从终末细支气管到呼吸性细支气管、肺泡管、肺泡囊（这一部分被称为气道的呼吸部），随着气道的分支，其管径也越来越细。从呼吸性细支气管开始，支气管周围就开始逐渐出现肺泡，并随着支气管的继续分支越来越多。每一个肺泡的周围都包绕着由肺动脉和肺静脉的毛细血管所组成的毛细血管网。气体交换就在这一个个被毛细血管网包绕着的肺泡中进行，也就是说，肺泡就是进行呼吸的场所。

以支气管、肺泡以及肺内的动、静脉为主要组成部分形成的器官，就是肺脏。肺脏分为左右两肺，共 5 个肺叶，左肺分为上、下两个肺叶，右肺分为上、中、下三个肺叶。每个肺叶分别被脏层胸膜包裹，整个肺脏外侧胸壁上还有一层壁层胸膜。如果要形象地描述一下肺脏的话，可以想象成 5 串葡萄，每串分别被保鲜膜包裹着。"保鲜膜"就是包裹着肺叶的脏层胸膜，每一个葡萄粒就相当于一个肺

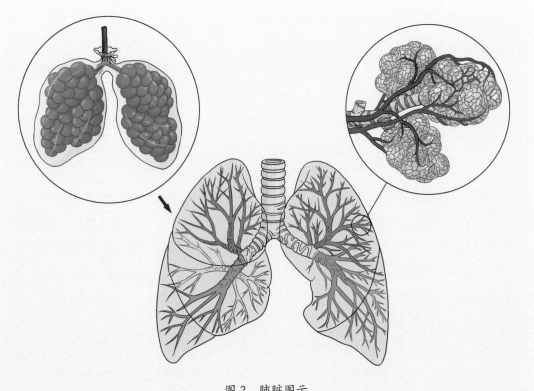

图 2　肺脏图示

泡（当然肺脏里的肺泡要多得多），一整串葡萄的枝条主干就是肺叶支气管，而连接果实的果柄就是一个个呼吸部的支气管（图2）。

1. 肺在什么位置，周围都有什么组织器官

肺脏位于胸腔，主要通过肺动脉和肺静脉与心脏相连，周围包绕着保护肺脏和心脏的骨骼。生命活动所必需的各种大血管、调控身体脏器的神经、进行免疫功能的淋巴系统也都位于胸腔内，这些也都存在于肺脏周围。

人体为了保护胸腔内的重要脏器，用骨骼将整个胸腔包绕起来，胸腔的前方有胸骨，后方有胸椎，两侧有多根肋骨保护。为了让人体可以敏锐地识别胸腔的创伤，加强对肺脏和心脏的保护，胸壁内有大量的神经分布。在每两根肋骨间，都有一支肋间神经，肋间神经的存在，大大增加了人体对外界创伤的敏感性，可以精准地感受到胸腔创伤的部位。但过于丰富的神经分布也存在相应的问题，一旦接受肺癌手术，术后伤口的疼痛明显比其他手术术后的疼痛剧烈得多。一些患者在肺癌手术前，可能经历过阑尾炎手术、剖宫产手术、胆囊手术，甚至腹部大

手术，比如胃癌手术、肠癌手术等，但肺癌手术后的疼痛，远比上述手术后的疼痛要剧烈得多。而且手术后过了很长时间，切口处还会残留有不适感。

肺脏位于胸腔内，分成左肺和右肺，分别位于胸腔的左右两侧。每侧肺组织由 2 个或 3 个肺叶组成，每个肺叶有其单独的肺叶支气管，各个肺叶支气管又与其同侧的主支气管相连接。两侧胸腔并不联通，中间由纵隔分隔开来。所以在肺癌手术中，每次只能对一侧的肺组织进行手术，因为对侧的肺脏被纵隔挡住，无法在同一手术空间内同时进行双侧肺脏手术操作。

纵隔中有人体循环系统最重要的器官——心脏。心脏是一个十分敏感的器官，任何的挤压、牵拉、刺激，都有可能引起心跳（心脏搏动）的节律异常，严重的甚至可能引起心脏停搏。肺脏与心脏之间有多支粗大血管相连，心脏发出左右两支肺动脉（左肺动脉、右肺动脉）分别进入两侧肺脏，每侧肺脏均有两支肺静脉（上肺静脉、下肺静脉）汇入心脏。一旦大血管出血，情况将十分危急，如果出血不能控制，将会危及生命。

整个胸腔除了肺脏和心脏，还有很多十分重要的动脉、静脉、淋巴以及神经。人体最为粗大、供应全身血液的动脉——主动脉正位于胸腔。主动脉在胸腔发出的各分支动脉，主要供应头颅、上肢的血液。胸腔内还有收集头颅及双上肢静脉血的上腔静脉，一旦上腔静脉阻塞，整个颜面及上肢都将发生肿胀。在淋巴系统中，全身最为主要的两大淋巴导管，胸导管和右淋巴导管，均位于胸腔内。淋巴导管汇集全身淋巴液，并在免疫、循环、营养支持等方面都有重要作用。胸腔内还有两侧胸腔的膈神经和迷走神经，分别对呼吸、腹腔脏器、胸腔脏器等的神经调控起着至关重要的作用。

可见，肺脏所在的胸腔内包含了各类重要的器官。任何器官的损伤，带来的都不只是胸腔局部的问题，都有可能影响全身多处脏器的改变。这也就是为什么说胸科没有小手术的原因，其可能出现的风险及合并症，让人不得不打起十二分的小心。

解释肺脏的位置和周围的组织器官，对理解肺癌的手术操作、手术风险以及相关并发症，包括一些肺癌的合并症都有很好的帮助作用。

2. 肺由哪些部分组成

肺脏主要的组成部分就是上文提到的支气管、肺动脉、肺静脉和由肺泡组成的肺实质。肺脏外面由脏层胸膜包裹。肺动脉和肺静脉的主干与心脏相连，每个肺叶的肺叶支气管与主支气管相连。如果要进行肺叶切除，则需要将这个肺叶与心脏相连的动脉、静脉切断，并将这个肺叶与主支气管相连的肺叶支气管离断，之后肺叶便可以从胸腔中取出（虽然实际操作中还有很多其他的问题）。如果要行一侧胸腔的全肺切除，则需要将一侧胸腔内心脏与肺脏相连的肺动脉、两支肺静脉切断，并将这一侧的主支气管切断。

除了肺叶切除和全肺切除，肺脏的手术还有一种被称为肺段切除。什么是肺段切除呢？肺脏在分为各个肺叶之后，还可以根据支气管的走行，再将每一个肺叶细分成多个肺段，就像一串葡萄也可以根据几个主要枝干，再分成几小串葡萄一样。在进行肺段切除时，也是将与此肺段相连的动脉、静脉以及支气管的主干离断，从而将这个肺段切除。但是各个小串葡萄之间，没有"保鲜膜"将其分隔开来。从肺切除的角度来看，做肺段切除以后，出现术后漏气的可能性就比肺叶切除要高了。

除去动脉、静脉、支气管，肺脏还有一个重要的组成部分，就是淋巴系统。淋巴系统包括淋巴管和若干个淋巴结。在下一个部分，我们还会详细阐述淋巴系统的组成。

3. 肺除了呼吸，还有什么功能

呼吸是肺脏最主要的功能。为保证呼吸功能的正常进行，肺脏本身可以感受自身处于舒张状态还是收缩状态，也可以对各种刺激性的气体进行反应，让机体通过咳嗽将刺激性物质排出。

为了保证肺泡进行正常的工作，肺泡里还会分泌"肺泡表面活性物质"，这是通过"Ⅱ型肺泡细胞"完成的。

肺里还有各类免疫细胞和炎症细胞。所以，虽然大家每天呼吸的空气中可能有各类细菌，但是一般不会导致肺炎的发生。但是，如果因为各种原因导致肺脏的气道阻塞，肺泡内的各类细菌不能随气道分泌物被排出，就有可能引起阻塞性肺炎的发生。

肺脏在呼吸的过程中，也会根据身体内酸碱度的不同调整呼出二氧化碳的含量。比如，剧烈运动后身体会产生大量乳酸，为了让血液的酸碱平衡不被打破，人体就会加快呼吸，呼出大量的二氧化碳，维持酸碱平衡。所以肺脏也对维持内环境的稳定起到十分重要的作用。

（二）淋巴结是什么

解释淋巴结是什么之前，要先说一说淋巴系统。淋巴系统是人体的重要组成部分之一，主要由贯穿全身、沿血管神经分布的淋巴管路，分布于呼吸道、消化道的淋巴组织以及淋巴器官组成。淋巴器官包括扁桃体、胸腺、脾以及淋巴结。

淋巴结大小不一，数量较多，青年人大约有 400~450 个淋巴结。淋巴结与淋巴管相连接（可以想象成一串串的珍珠项链），分布在血管周围。淋巴结的主要作用包括过滤淋巴液、产生淋巴细胞以及进行免疫应答。

在淋巴管路中，有或清亮或乳白色的液体随着淋巴管路不断流动，最终进入血液，这些液体就是淋巴液，医学上也称之为淋巴。淋巴中包含蛋白质、脂类、水分以及淋巴细胞等免疫细胞，可以给细胞提供营养及水分，也在免疫过程中起到重要作用。

1. 肺脏周围的淋巴结

肺脏周围的淋巴结对于维持肺脏的健康十分重要。淋巴结可以阻绝与清除空气中可能的致病细菌、病毒。在肺癌的诊断和治疗过程中，淋巴结也有着十分重要的作用。在后文中，我们还将进一步解释这些淋巴结及其分组、分类的意义，这里先简单对肺脏周围的淋巴结进行初步的介绍。根据淋巴结与胸腔脏器间的毗邻关系，肺脏周围的淋巴结各有其单独的命名。由于名称很长，医学家们便将这些淋巴结分别命名为第 1 组到第 14 组（表 1 为各淋巴结分组及名称）。

表 1　淋巴结分组

分组	名称
第 1 组	锁骨上区淋巴结
第 2 组	左 / 右上气管旁淋巴结
第 3 组	血管前淋巴结、气管后淋巴结
第 4 组	左 / 右下气管旁淋巴结
第 5 组	主动脉弓下淋巴结
第 6 组	主动脉弓旁淋巴结

续表

分组	名称
第 7 组	隆突下淋巴结
第 8 组	食管旁淋巴结
第 9 组	下肺韧带旁淋巴结
第 10 组	肺门淋巴结
第 11 组	肺叶间淋巴结
第 12 组	肺叶支气管旁淋巴结
第 13 组	肺段支气管旁淋巴结
第 14 组	肺亚段支气管旁淋巴结

这些淋巴结中，第 3 组、第 7 组、第 8 组位于中纵隔，一般不区分左右侧；第 5 组、第 6 组淋巴结位于主动脉旁，位于胸腔的左侧；其他的淋巴结均需区分左右侧。

依据淋巴结所在的位置，这 14 组淋巴结又被分为三个区域，分别是：第 1 组锁骨上淋巴结单分一类；第 2~9 组被称为纵隔淋巴结；第 10~14 组被称为肺内淋巴结。

2. 淋巴结与肺癌有什么关系

淋巴结可以阻绝肿瘤沿着淋巴管向更远的地方转移。淋巴结有其相对固定的引流范围，转移淋巴结距离原发病灶越远，肺癌的分期也愈发接近晚期。通过淋巴结转移的情况，我们可以对疾病的严重程度进行初步的判断，从而选择适宜的治疗方案。

如果肺癌没有出现淋巴结转移，仅仅局限于肺脏内，我们可以判断疾病仍处于早期，在其他检查没有发现转移的情况下，治疗上以局部治疗方式为主。

如果肺癌出现了上文中提到的同侧肺内淋巴结转移，我们就认为肿瘤已经不再处于早期，但总体上还属于区域性疾病。治疗方式的选择仍以根治性治疗为目的。如果选择手术这种治疗方式，术后需要规范的辅助治疗，阶段性治疗结束后就可以定期随访，不需要无限制地进行治疗。

如果出现了上文中提到的纵隔淋巴结转移，那么肺癌的分期相对就已经较晚，通过单一的局部治疗方式往往不足以控制疾病，常需要更强有力的多学科综合的抗肿瘤治疗策略。

而如果出现锁骨上淋巴结转移，往往疾病就已经不单纯是局限于胸腔内的疾病了，患者通常不能从手术治疗中获益，常需要进行多学科综合的抗肿瘤治疗，甚至加以全身系统性治疗方式控制病情。

关于淋巴结与肺癌的关系，在后文中我们还将进一步阐述。

（三）肺癌长什么样子

肺癌是一种起源于肺脏组织细胞的恶性肿瘤，是从组成肺脏的千千万万个上皮细胞中突变而来。某些细胞在外界环境刺激下，会出现细胞遗传物质的突变，导致突变的细胞不受身体调控，过度地进行细胞增殖。而这些增殖的突变细胞不再具有正常细胞的功能，甚至会侵犯周围组织，乃至转移到其他组织器官。这种具有侵犯周围组织、向远处转移特性的病变，就是恶性肿瘤。

如果是胃癌晚期出现肺转移，也会在肺脏中形成单发或多发肿物。但这只能称之为胃癌肺转移，和来源于肺脏的原发肺癌在生物学行为以及预后上有所不同。对于可疑的肺部占位，明确其病理性质，对后续的治疗十分重要。

1. 肺癌的大体形态特点

肺癌从其起源的细胞进行分类，会有很多种不同的病理学类型。从腺样上皮突变而来的肺癌被称为肺腺癌，从鳞状上皮突变成的肺癌被称为肺鳞癌等。不同的细胞来源决定了肺癌的不同病理学类型，而不同的病理学类型，肉眼可分辨的形态特点又各有不同。比如黏液腺癌，在肿瘤里可能会见到黏液分泌；对于贴壁型腺癌，往往肿瘤表现出灰白色的与正常肺组织质地相类似的外观。但无论是哪种肺癌，因为肿瘤本身的侵袭性，肿瘤组织和周围的正常组织没有明确的分界，所以肺癌切除不能像"剥豌豆"一样将肿瘤从正常的肺组织中"剥"出来。

因为肺癌本身又有不断增殖的特性，所以有的肺癌会长得很大，而肿瘤内部的血液供应不能满足其中心部分肿瘤细胞的需要，就有可能在巨大肿瘤的中心出现坏死组织，形成灰白色的凝固体。而这些坏死的组织可能会导致肿物穿刺活检时，难以获取真正的肿瘤组织，从而影响对疾病的诊断。

除了侵袭性和增殖性，肺癌的第三个特性就是转移性。和其他恶性肿瘤的转移灶类似，肺癌的转移灶也是呈灰白色或灰黄色的圆形或椭圆形的小结节，一般会同时出现多个转移病灶。

2. 肺癌在显微镜下的特点

肺癌在显微镜下的特点是临床病理医生判断肺癌类型是小细胞肺癌还是非小细胞肺癌的最主要依据。对于非小细胞肺癌，还要对其是腺癌、鳞癌或是其他类型肺癌进行区分。

如果在显微镜下看到肺癌细胞小，像淋巴细胞或者呈短梭形，癌细胞密集成群，那么就很有可能是小细胞肺癌；对于非小细胞肺癌中的鳞癌，往往会在显微镜下看到"角化珠"形成；而对于腺癌，则可在显微镜下看到癌细胞排列成腺腔样或者实体状等。

但是有些肿瘤细胞的形态特征并不十分典型，这时就需要应用特殊的染色技术，将组织细胞中的某些独一无二的蛋白进行特殊染色，从而辅助诊断，这种方法就是免疫组织化学（简称"免疫组化"）。在肿瘤诊断过程中，免疫组化十分重要，特别是对于穿刺活检取得的小标本，当单纯的显微镜不能判断出肿瘤细胞的病理类型时，就需要免疫组化出马了。

（赵大川　阎石　吴楠）

三、血液中的肺癌指标

······ （一）血液中的肺癌标志物 ······

1. **血液中的肺癌标志物有哪些，其与肺癌的关系是什么**
肿瘤标志物在某些程度上可以作为肿瘤筛查的辅助，还可以用于疗效评估以及复发监测等。

研究表明，肺癌患者中约 85% 为非小细胞肺癌（non-small cell lung carcinoma，NSCLC），不同的病理类型对应的肿瘤标志物也不尽相同。目前临床常见的肺癌肿瘤标志物有神经元特异性烯醇化酶（NSE）、鳞癌相关抗原（SCC）、细胞角质蛋白 19 片段抗原 21-1（CYFRA21-1）以及癌胚抗原（CEA）、胃泌素释放肽前体（ProGRP）。

NSE 是一种酸性蛋白酶，多来自神经内分泌组织的肿瘤以及小细胞肺癌。当患者组织或者血清中检测到其水平增高时，我们可以在缺乏组织学证据的情况下，使用此指标帮助诊断。SCC 主要由中性和酸性两种组分组成，其中酸性成分仅见于恶性细胞。当诊断为肺鳞癌时，它的阳性率约为 60%。我们通过这一特性，可将其应用于恶性肿瘤的辅助诊断。细胞角蛋白广泛生长在正常组织的表层，当发生上皮细胞恶性肿瘤时，大量的角蛋白片段就会释放并且进入血液，这个时候血液中的 CYFRA21-1 就会升高。ProGRP 是一种可以促进胃消化的物质，多分布在胃肠道和呼吸道等部位。很多疾病均可以导致它的水平升高，当 NSE 和 ProGRP 联合检测时可以提高对小细胞肺癌诊断的准确度。在肺癌患者中，血清 CEA 水平在大细胞肺癌和肺腺癌中升高最明显，且其敏感性较高。另外，某些肿瘤标志物指标可以用于肺癌患者的疗效评估和复发监测，对治疗有一定指导作用。例如，如果 CEA 在腺癌的根治性治疗（例如手术）后较前明显升高，提示存在复发的可能，需要进一步检查。

2. 肿瘤标志物升高，就一定提示是肺癌吗

肿瘤标志物和肿瘤并不是一一对应的关系，因此肿瘤标志物升高，也不一定提示就是肺癌。确诊肿瘤的金标准是组织病理学和 / 或细胞学诊断。这些标志物既可能来源于肿瘤细胞，也可能来源于正常细胞。只有当水平超出正常值范围很多倍的时候，我们才要警惕是否有肿瘤的存在。例如，CEA 通常在妊娠前 6 个月内含量增高，分娩后血清中含量已很低。肺癌、结肠癌、直肠癌、胰腺癌等均可观察到它的增高，并且在多种良性疾病（如肝硬化、肺炎、肺结核、肾衰竭、胃肠道疾病等）中也可见升高。

检测肿瘤标志物的作用在于：

（1）辅助诊断：如影像学可疑肺癌，若肿瘤标志物明显增高，提示患肿瘤的可能性大。

（2）判定治疗疗效：若治疗过程中，肿瘤标志物明显降低或达到正常，提示治疗有效；反之，可能提示疗效不佳。

（3）检测复发：如肺癌经治疗后症状、体征及可测病灶均完全消失，此后在定期复查中应包括检测肿瘤标志物，若肿瘤标志物呈进行性升高，常提示肿瘤可能复发或转移，应做进一步检查。

（二）循环肿瘤细胞

1. 循环肿瘤细胞是什么

我们将进入人体外周血的肿瘤细胞称为循环肿瘤细胞（circulating tumor cell，CTC）。打个比方，我们把河岸边的一朵花比作肿瘤，其花瓣比喻成肿瘤细胞，河流比喻为血液。当花瓣脱落后掉入河水中漂浮，就像是肿瘤细胞在血液中流动，通往其他地方。此时流动于血液中的肿瘤细胞，我们称之为循环肿瘤细胞（图 3）。大部分的 CTC 会在循环过程中逐渐失去活性慢慢凋亡，或者直接被血细胞吞噬，只有极少数能够逃过免疫细胞的追捕发展成为转移灶。

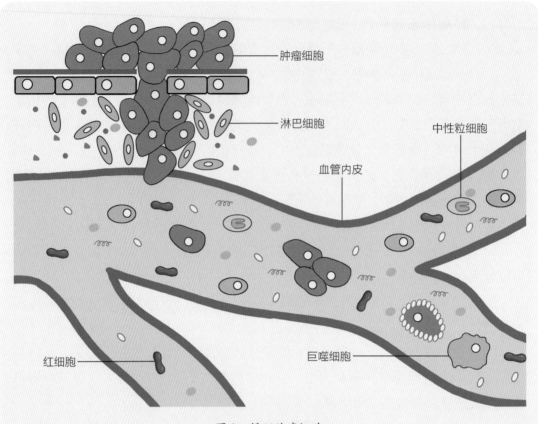

图 3　循环肿瘤细胞

2. 循环肿瘤细胞的临床意义是什么

循环肿瘤细胞不断流动，通往并且停留在全身其他器官或者组织。在遇到合适的生长环境时，肿瘤细胞会增殖播散，最终形成转移灶，有可能是局部转移，也有可能是远处转移。与组织活检相比，CTC 和其他循环肿瘤标志物相比具有以下特点：①易于收集；②可进行连续、反复评估；③可以探测整个机体，而不仅仅是肿瘤的有限部位。CTC 的检测对于复发监测、耐药评估具有一定效果，并可协助指导下一步治疗方案的制订。但是，由于检测方法的不同，CTC 检测效能各有差别，可能出现假阴性、假阳性的结果，需要慎重解读 CTC 的临床意义。

·········· **（三）基因检测与液体活检** ··········

1. **什么是基因检测**

基因是指携带遗传信息的 DNA 或 RNA 序列，通过复制，把遗传信息传递给下一代。它可以通过指导蛋白质的合成来表达自己所携带的遗传信息，从而控制生物个体的性状表达。基因检测就是通过血液、细胞或其他组织标本对 DNA 进行检测的技术，扩增基因信息之后，通过特定设备对 DNA 进行分析，来知晓个体基因信息。对于肿瘤患者而言，基因检测通常是指针对肿瘤组织进行专门的检测，以明确肿瘤组织特有的基因情况，从而指导下一步治疗。

2. **抽血也可以做基因检测吗**

抽血可以做基因检测，下面将对此进行简单的阐述。

首先，对于正常人群来说，我们可以通过血液的基因检测，探知人体 DNA 有哪些缺陷，从而推测出患有某种疾病的风险。

其次，对于肺癌患者，血液基因检测也有其应用价值。对于初治的肺癌患者，尤其是中晚期患者，通常需要进行活体组织检查，简称活检。活检主要是通过一些专门的技术方法，如穿刺等，获取患者体内部分病变组织，获取组织之后需要进一步行病理学检查。活检的目的除了明确病理之外，还包括明确肿瘤基因突变情况。当因为某些特殊因素，组织活检不适合作为取材手段时，可备选血液作为基因检测的对象。对于经治的肺癌患者，血液的基因检测能够监测复发、评估疗效、确定耐药基因等，是动态随访复查的良好工具，具有较高的临床应用价值。

需要注意的是，血液基因检测的测序方法、检测标志物各有不同，患者的基因突变类型、疾病分期、病理类型、治疗阶段也因人而异，因此血液基因检测的临床意义也不同，我们需要结合不同的临床情况给予适当的评价。

3. **基因检测结果阳性，能不能确诊肺癌**

基因检测的组织来源可以是肿瘤组织，也可以是血液或者其他体液。检测的目标基因可以是肿瘤特有的体细胞突变，也可以是全身细胞均具备的可遗传突变（胚系突变）。因此，基因检测可以判断个体基因是否有突变，或者是否存在致癌基因，但其结果呈阳性并不代表百分之百就是肺癌。另外，肺癌对应的基因突变有很多种类型，其他癌种基因突变的种类可能与肺癌的突变存在交集。目前，所有的基因检测都不能用来单独诊断癌症的发生，均需要结合患者临床症状、影像学检查及其他辅助检查来综合判断。

4. 血液的基因检测结果和组织的基因检测结果不一致，哪个更准

血液的基因检测的技术原理之一是在肿瘤细胞释放小部分 DNA 片段（ctDNA）入血后，通过技术手段获取 ctDNA 并进行基因检测，从而推测患者体内的基因突变类型。但是，也存在一些特殊情况导致 ctDNA 的捕获难度增加，比如肿瘤细胞并没有释放或者只是释放极少的 ctDNA 进入血液循环。在这种情况下，目前的技术手段很可能检测不到 ctDNA，从而导致假阴性结果的出现。假阴性结果的发生与肿瘤分期、肿瘤位置等因素有关。

组织的基因检测需要通过穿刺或者手术获取组织标本。由于获取过程中存在一定风险，客观上导致取样不足等情况发生，从而对基因检测结果有一定影响。一般而言，组织的基因检测比血液的基因检测更加准确，出现假阴性的概率也更低。但血液基因检测在安全性方面更有优势，所以在临床上，这两种方式都较为常用，两者之间具有一定的互补性。

5. *EGFR* 基因检测是什么

EGFR 是肺癌体细胞突变中的一类基因。*EGFR* 突变是东亚肺腺癌患者，尤其是不吸烟者，最常见的、有靶向药物可用的基因突变类型。为晚期肺腺癌患者检测 *EGFR* 基因的突变状态具有重要的临床意义，是决定患者是否能够接受 *EGFR* 靶向药物治疗的先决条件。

6. 抽血还能检测什么基因，有什么作用

不同的检测方案所提供的检测目标基因的组合（panel）是不同的。检测的目标基因少则数个，多则成百上千个。除了之前提到的 *EGFR* 基因，肺癌还有其他常见驱动基因，例如 *ALK*、*KRAS*、*BRAF*、*ERBB2*、*MET*、*ROS1*、*RET* 等。同时，基因检测还可以检测出某些伴随的基因突变。这些基因突变，某些已有明确的治疗药物，有些有潜在的治疗药物，有些则暂时无药可用。这些基因突变的生物学特性有些较为"凶猛"，有些则比较"温和"。因此，血液基因检测方案需要根据临床需求进行个体化定制。

（王梦敏　钟文昭）

四、肺癌的危险因素与预防

······· **（一）为什么就得了肺癌** ·······

1. 吸烟和被动吸烟

许多证据表明，吸烟是肺癌最重要的危险因素（图4）。香烟产生的烟雾中，有3 000多种有毒化学物质，其中包括尼古丁、一氧化碳、氰化物、烟焦油中的多种致癌物质、放射性同位素以及重金属元素等。吸烟者因肺癌而导致的死亡发生率是不吸烟者的10倍以上。同时，被动吸烟也会增加肺癌的发生风险。多年每日吸烟40支以上者，肺鳞癌和小细胞癌的发病率比不吸烟者高4~10

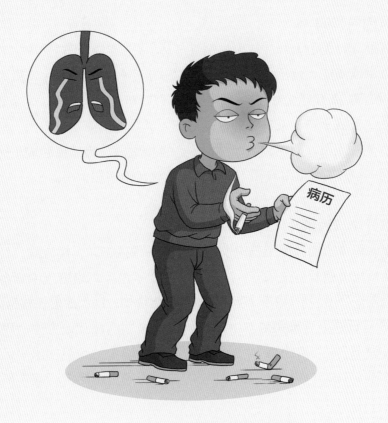

图4　吸烟是肺癌最主要的危险因素

倍。吸烟年限是影响肺癌发生的最主要的危险因素，年限越长，肺癌的发病风险越高。肺癌危险性也随每日吸烟支数增加而上升。我们通常用吸烟强度或吸烟指数来量化评估，其计算公式为每天吸烟的包数乘以吸烟年数。吸烟强度不仅决定于每日吸烟支数，还受吸入深度、每支烟吸入次数等影响。

2. 室内污染

室内空气污染的来源和种类甚多，目前研究较多且与人群生活关系较为密切的因素包括：环境烟草烟雾、固体燃料（煤、木柴、秸秆等生物燃料）燃烧产生的烟气、高温烹饪产生的油烟以及室内装修产生的有害气体等。

在我国云南宣威进行的研究发现室内燃煤量与肺癌发生相关，而当地通过改炉改灶，成功降低了当地的肺癌发病率。炒饭做菜等产生的油烟作为一种室内空气污染的来源，也与肺癌的发生相关，上海、甘肃以及香港的研究都证实了这一结论，且随着煎炒烹炸的次数增多，女性罹患肺癌的风险也在增加。

3. 室内氡暴露

氡是一种无色无味的放射性惰性气体，广泛存在于自然界。氡在衰变时可生成高能 α 粒子，这些粒子会附着于空气中的浮质中，进入人体后可堆积于呼吸道壁层的细胞中，破坏细胞 DNA 并有可能引起肺癌。国际癌症研究机构将氡归为 1 类致癌物，空气中的氡是造成人类肺癌的第二位原因。室内氡主要来自地基、周围土壤、建筑和装饰材料等。氡接触量与肺癌风险成正比，平均每立方米空间内氡放射性活度升高 100 贝可，肺癌风险增加 16%。

4. 室外空气污染

在人口稠密的城市空气中发现含有多种致癌物质，燃烧煤、石油等矿物燃料是污染城市空气的致癌物质的主要来源。污染空气中含有多环有机物、表面吸附多环芳烃的碳粒、砷、铬的六价化合物、镍、放射性核素、1，3-丁二烯、甲醛、石棉等有害物质，上述物质已经被国际癌症研究中心确认为人类致癌物（1 类或 2A 类致癌物）。但是城市大气环境中的致癌物水平远低于职业暴露中的水平。因此，大气污染与肺癌的关系还需更多的流行病学研究证据来支持。

5. 职业因素

肺癌是与职业危害关系密切的一种恶性肿瘤。已有充分证据表明能够导致肺癌的职业及职业危险因素包括：石棉、氯甲基甲醚和二氯甲醚、砷的无机化合物、铬化合物、镍及其化合物、铍及其化合物、镉及其化合物、煤炼焦过程（煤焦炉、煤气干流瓶、煤气发生炉）、煤焦油沥青挥发物（涂屋顶材料、铝还原厂、烟囱清扫物）、铸造工人、赤铁矿、芥子气、油漆工人、电离辐射（放射性矿或氡）、硫酸烟雾等。

6. 基因对肺癌的影响

肿瘤的发生是环境暴露和遗传因素共同作用的结果。吸烟是肺癌的主要危险因素，但吸烟者中有80%以上的个体并不会罹患肺癌，说明不同个体对肺癌的遗传易感性存在差异。近年来，在肺癌分子生物学方面的研究表明，癌基因如 *Ras* 家族、*MYC* 家族，抑癌基因如 *P53* 基因，以及其他基因，如表皮生长因子及其受体转化因子 *B1* 基因、*nm23-H1* 基因等表达的变化与基因突变同肺癌的发病有密切关系。

7. 呼吸系统慢性病对肺癌的影响

不少流行病学研究发现呼吸系统疾病，如肺结核、肺炎、肺气肿、哮喘、慢性支气管炎和胸膜炎等，不同程度上增加了肺癌的发病率。调整吸烟这一危险因素的影响后，特别是在非吸烟者中，上述呼吸系统疾病依然与肺癌危险性呈正相关。

8. 心理因素可以影响肺癌吗

有研究发现，精神心理因素对肺癌发生率的影响是很显著的。现代社会生活工作节奏快，由其所带来的精神问题可能是肺癌发病率及死亡率持续增高的重要原因之一。长时间的高压力工作状态、失衡的心理状态能够显著影响人体的免疫功能和内分泌调节功能，进而导致人体免疫系统抗肿瘤能力的下降。以上提示心理因素在肺癌发病过程中起到重要的作用，精神心理因素应成为现代肺癌防治工作的重点内容。

（二）如何预防肺癌

1. 长期吸烟的人，戒烟还来得及吗

与持续吸烟者相比，戒烟者随戒烟年数增加，肺癌危险性会明显下降，但由吸烟引起的肺癌效应不会完全消失。当比较戒烟者和持续吸烟者的肺癌发病情况时，必须认识到，继续吸烟者继续吸烟的时间越长，其危险性也越高。由于吸烟这一重要危险因素的效应持续时间较长，所以戒烟者的危险性不会马上下降，而是在一定时间内停留在戒烟之前已经达到的水平。该水平由戒烟前吸烟时间和吸烟频度决定。随着持续戒烟时间的积累，罹患肺癌的危险性也逐渐下降。所以，戒烟可以避免肺癌危险性进一步增加，并尽早进入肺癌风险逐渐下降时段。故而，戒烟要趁早，戒烟越早，获益越早。

2. 总是戒了又吸，还有什么办法

如前所述，戒烟后罹患肺癌的危险性不会马上降至不吸烟水平，而戒后复吸，则会影响患癌风险的下降进程。在此我们介绍一些有效的方法帮助大家戒烟。

首先，采用一些替代的方法，将注意力转移到自己感兴趣的活动当中去，通过转移注意力来戒除烟瘾。减少聚会，少参加有吸烟的聚会，这样在一定程度上也可以减少吸烟。再就是通过体育运动锻炼的方式，使自己安定下来，有效地提高自己的兴奋性，或者是愉悦感，在一定程度上也可以起到戒烟的作用。另外，加强戒烟的意识，将戒烟作为自己的目标，主动地积极参与戒烟活动，对于戒烟是非常重要的。这些就是临床上比较常用的自我戒烟方法。

3. 吸烟很少，戒烟又早，会降低肺癌风险吗

肺癌的风险随着吸烟种类、吸烟量、吸烟时间，以及香烟中焦油含量的不同而变化。然而，即使停止吸烟，肺癌的风险仍然会持续，不会随着戒烟一下子降至非吸烟者水平。在上海市区开展的一项研究显示：男性现吸烟者肺癌的相对危险度为 3.9，戒烟 5~9 年者相对危险度为 3.1，戒烟 10 年及以上者则为 1.1，非常接近非吸烟者。英国的研究揭示：不论在 30 岁或 50 岁时戒烟，戒烟者的肺癌危险性仍高于非吸烟者，但均显著低于继续吸烟者，尤其是 30 岁之前就开始戒烟的吸烟者。

4. 长期做饭炒菜，对肺癌有影响吗

高温下用食用油炒、煎、炸食物是中国和世界上华人中常见的烹调方法。但不幸的是，在被食用油烟污染的空气中能够检测出致癌物质。虽然吸烟被认为是肺癌发生的主要原因，但在非吸烟的中国妇女中罹患肺癌者也不少见，这是否与暴露在烹调时产生的油烟中有关？在上海市区进行的全人群肺癌病例对照研究中，首次发现不吸烟女性肺癌与烹调有关。女性肺癌危险性随每周炒、煎、炸食物次数增多而上升。以平时常用豆油者为对照，常用菜油者肺癌的相对危险度为1.4。眼受油烟刺激频度愈高，肺癌相对危险度也愈高。经调整通风状况变量，烹饪时厨房内烟雾程度、食用油种类、煎炒频度均与肺癌危险性有独立的效应关系。甘肃陇东地区的研究显示，肺癌危险性随每月炒菜次数增加而升高，还随开始烹饪年龄提前、每日烹饪餐数增加以及烹饪年限增加而上升。香港的研究也报道了类似的结果，同时发现烹饪与肺腺癌、非腺癌均有联系，但与肺腺癌的关联性更强。

5. 新装修的屋子，怎么降低肺癌风险

房屋装修最好选用质量有保证的健康环保材料。装修好后要经常开窗通风，房子最好要有半年以上的空置期，这样可以有效地挥发有害物质，减少室内有害气体含量。现在也有专门去除甲醛等污染气体的企业提供相应的服务。同时，可以在家里多放置一些绿萝、芦荟等绿植，使用活性炭、空气净化器等帮助净化空气。

6. 常见的肺癌危险因素都没有，是不是就不会得肺癌了

肺癌的发生是遗传和环境共同作用的结果。目前的研究只是发现了肺癌众多危险因素的一部分，尚不明确其全部病因，也无法明确一位特定患者的患病原因。所谓危险因素，只是说这些因素会增加患肺癌的风险，并不代表具备这些因素的个体一定会患肺癌。同理，不具备这些常见的危险因素也并不意味着能够摆脱罹患肺癌的风险。

7. 预防肺癌，还有哪些需要注意的

同其他肿瘤一样，肺癌的预防也应采取三级预防。

一级预防即病因预防，是在肿瘤未发生时针对病因采取的措施，减少危

险因素暴露，如控制吸烟，加强职业防护、预防职业性肺癌，减少空气污染等。二级预防为肺癌的筛查和早期诊断、治疗。筛查和早期诊断常用的方法包括：胸部影像学检查、痰细胞学检查、纤维支气管镜检查等。三级预防主要针对肺癌患者，采取各种医疗手段防止病情恶化、复发、转移及二次原发癌，提高肺癌患者生存率和生活质量，促进康复。

（王迅　杨帆）

五、肺癌的筛查与临床症状

······ （一）肺癌的筛查 ······

1. 单位体检采用胸部 X 线检查，能发现早期肺癌吗

胸部 X 线片上颜色越黑的位置说明组织越少，气体越多。肺组织由于含有更多"气"，在胸部 X 线片上呈现为黑色，因此一些外周型的实性结节能够在肺部黑色的背景上突显出现，这部分早期肺癌可以在胸部 X 线片上被发现。

然而，其他中心型或体积较小的早期肺癌在胸部 X 线片上很难与周围的组织区分，因此通常认为胸部 X 线检查仅能发现少数的早期肺癌。

2. 肺癌筛查做什么检查

胸部低剂量螺旋 CT 是目前肺癌筛查推荐的检查方法，其辐射剂量是普通 CT 的五分之一。虽然低剂量螺旋 CT 的清晰度不及普通 CT，但是也大大好于胸部 X 线片，能够发现大部分早期病变。但是，低剂量螺旋 CT 在一定程度上牺牲了清晰度，所以，在发现病变后，通常还是用普通剂量 CT 作为病变性质评估或病情评估的工具。

3. 什么人需要进行肺癌筛查

目前最常见的建议是 55 岁以上的吸烟者，吸烟指数≥30 包年（吸烟指数 = 每天吸烟包数 × 吸烟的年数，例如每天吸 1 包半烟，吸了 30 年，那么其吸烟指数就是 1.5 包 ×30 年 =45 包年），推荐进行低剂量螺旋 CT 的筛查。这一建议是基于世界上最大的肺癌筛查临床试验——美国肺癌筛查试验（National Lung Screening Trail，NLST）做出的。该研究指出使用低剂量螺旋 CT 筛查的患者死于肺癌的人数更少。其试验入组人群是 55~74 岁、吸烟指数≥30 包年的吸烟者。

4. **在基层医院做的 CT 检查是否可信，是不是一定要在三甲医院检查 CT**

肺癌的筛查对于 CT 检查的精细程度要求不高，因此基层医院的 CT 完全能满足筛查的要求。但对于发现肺结节后的进一步检查，则应关注基层医院 CT 的层厚。部分基层医院 CT 的层厚为 5mm，即从上到下每隔 5mm 拍一次照片，而三甲医院 CT 的层厚通常为 1mm。因此，在选择基层医院行 CT 检查时，如是为满足肺癌筛查的目的，则不必做太多挑选，有条件行低剂量螺旋 CT 检查的医院即可。而如果是为了进一步诊断，则应选择能够做薄层 CT 的医院，同时由于胶片只能展示部分层面，最好能够通过扫描二维码、U 盘拷贝或刻录光盘等形式获得薄层 CT 的电子形式。

5. **CT 检查是不是越频繁越能保证及时判断病情**

频繁地进行 CT 检查或许能够更及时地动态观察病灶的变化，但是会使身体暴露于过多的辐射中，积累的辐射剂量会对身体造成潜在影响，甚至可能增加诱发肿瘤的风险。因此在保证 CT 质量的情况下，应根据病情发展听取专业医生针对复查频率的建议。此外，值得注意的是，最好固定在某一家医疗机构进行胸部 CT 复查，以便医生将复查的胸部 CT 与之前的 CT 进行动态比对，得出更准确的结论。

（二）肺癌的临床症状

有必要向读者阐明的是：一种疾病可以有多种临床症状（甚至没有临床症状）；相应地，每种症状也可以用多种疾病来解释。并没有哪种临床症状必然对应唯一一种疾病，因此仅凭借临床症状是不足以诊断肺癌的。然而，由于临床症状是患者最直观的感受，因此临床中患者最常见的疑问便是"我有某种症状，会是肺癌吗？"。这个问题的答案是"有可能"，但其实更关键的问题在于"这个症状通常是什么原因"以及"如何进一步检查明确病因"。

1. 感觉胸痛，会是肺癌吗

肺癌导致的胸痛，通常为持续性的疼痛，定位并不准确。患者通常感觉胸腔里疼痛，而无法在胸壁上确切地指出疼痛的位置。并且，肺癌导致的胸痛通常伴有其他症状：中心型肺癌的患者，如果肿瘤造成较大的支气管阻塞，发生阻塞性肺炎和肺不张，胸痛可能伴有胸闷、发热等症状；晚期肺癌侵及胸膜或胸壁，除了持续性的剧烈胸痛，可能伴有胸腔积液引起的胸闷气促等症状；肺上沟瘤（Pancoast tumor）侵入纵隔，压迫位于胸廓入口的器官和组织，除剧烈的胸肩痛，还可能伴有水肿、臂痛等症状。需要指出的是，这些伴随症状通常在患者阅读本段话之前就有明显感觉，用以鉴别心理因素造成的影响。

然而，胸痛有很多诱因，包括心血管疾病、肺栓塞、肺部感染、肺癌、肋软骨炎等。医生需要优先通过询问病史、完善检查等方式排除急症，如心血管疾病、肺栓塞等，接下来再通过胸部 CT 等检查进一步明确胸痛的原因。

2. 咳嗽症状总是不缓解，会是肺癌吗

肺癌导致的咳嗽通常以刺激性干咳为最初的表现，即感到异物刺激导致干咳，这是由于肿瘤在较大的支气管内长大后产生刺激。如果肿瘤继续增大影响气道分泌物排出，继发肺部感染时，可以有脓性痰液，痰量也会增多。肺癌导致的咳嗽不易缓解，并可能持续进展，同时伴有胸闷、呼吸困难等临床症状。

然而，咳嗽症状不缓解也有很多诱因，包括哮喘、肺部感染、肺部肿瘤等，医生通常需要询问病史，并通过胸部 X 线检查、胸部 CT 检查、肺功能检查等来明确咳嗽不缓解的病因，从而制订相应的治疗计划。

3. 痰中带血，会不会是肺癌

肺癌导致的血痰，通常为痰中带血点、血丝或断续地少量咯血，大量咯血相对少见。肺癌导致痰中带血是由于肿瘤为糟粕的组织，肿瘤可能间断少量出血，随痰液一起被排出体外。痰中带血也是肺癌患者最常见的首发症状之一。

发现痰中带血，先别盲目着急，应该冷静对待。首先思考最为重要的两点：第一点是判断是否真的是出血，痰液通常从口腔内咳出，因此红色的食物有可能会被误判为出血；第二点是判断出血的来源，不能理所当然地认为出血都是来源

于肺部肿瘤，需要认真鉴别出血是否来源于气道内。有时血液是从其他部位流入气管，再经过咳嗽动作被排出体外。这些非气道来源的出血包括鼻出血、牙龈出血等。有时，长期剧烈咳嗽可以导致呼吸道毛细血管破裂出血，显然，这也不是肺癌导致的痰中带血。如果在考虑了上述混淆因素之后，仍然无法解释痰中带血现象，应该及时到医院就诊，完善胸部 CT、支气管镜等检查，以明确痰中带血的原因。

4. 胸闷憋气得厉害，是肺癌吗

肺癌所致的胸闷憋气通常是肿瘤影响肺功能导致的，包括肿瘤体积较大占据胸腔容积导致肺活量减少，压迫气管导致阻塞性肺不张，胸腔播散转移导致胸腔积液占据胸腔容积等。

然而，胸闷憋气也有很多其他原因，既可以由心功能不全引起，也可以由其他肺部器质性病变引起。而肺癌也只是可能病因之一。患者一旦出现胸闷憋气，通常需要查明原因后再有针对性地加以干预。医生通常需要询问病史，并完善抽血检验，以及胸部 X 线、胸部 CT、超声心动等检查，以明确胸闷憋气的原因。

5. 肺癌有什么症状

肺癌的临床症状与肿瘤的部位、大小、是否压迫或侵犯邻近器官以及有无转移等情况有着密切关系。早期肺癌特别是周围型肺癌往往无任何症状，大多在体检时发现。在有症状的肺癌患者中，最常见的症状包括刺激性干咳及血痰。当肺癌进一步发展侵犯周围组织器官时，还可能会有胸闷憋气、呼吸困难、胸痛、声音嘶哑、饮水呛咳、吞咽困难等多种症状。

但事实上，上述任何一种症状都不能单独用于确诊肺癌。不论是单一症状还是多种症状同时出现，都只能提示患者有罹患肺癌的可能性。同理，完全没有症状也并不能排除罹患肺癌的可能性。肺癌的判断需要结合包括胸部 CT 在内的辅助检查，甚至需要依靠病理结果方可做出诊断。仅仅通过症状，也只能得出"不排除肺癌的可能"这样的结论。

6. 肺癌患者为什么会有头痛、声音嘶哑、脸肿症状

晚期肺癌压迫、侵犯邻近器官和组织，或发生远处转移时便可能出现头痛、声音嘶哑、脸肿症状。肿瘤压迫或侵犯喉返神经时，由于该神经负责声带的运动，因此可能出现声带麻痹导致声音嘶哑症状；肿瘤压迫上腔静脉，影响了血液回流至心脏，可以导致面部、颈部、上肢及上胸部静脉怒张，皮下组织水肿；肿瘤血行转移到脑部，压迫相应脑区，可能会引起头痛、头晕、呕吐等症状。

很不幸的是，上述这些症状通常代表肺癌已经发生了周围组织侵犯或远处器官转移，这一类肿瘤的分期都较晚，通常无法行手术切除，预后较差。对于新发现肺占位，或是肺癌正在用药物治疗过程中的患者，如果出现了上述症状，可能提示病情有了新的进展，应该尽快就医，与医生协商调整治疗方案，以控制病灶的发展。

7. 看肺部疾病，大夫为什么摸脖子

肺癌的扩散和转移有下列几种主要途径：直接扩散、淋巴转移和血行转移，其中最常见的是淋巴转移。癌细胞经支气管和肺血管周围的淋巴管道，先侵入邻近的肺段或肺叶支气管周围的淋巴结，然后根据肿瘤所在部位，到达肺门或隆突下淋巴结，或侵入其他纵隔淋巴结，最后累及斜角肌淋巴结和其他颈部淋巴结。

可以看出，上述淋巴转移路径的最后一站是锁骨上淋巴结和颈部淋巴结，这些淋巴结就位于"脖子"这一部位。如果癌细胞转移到这些淋巴结，就会使淋巴结从较软的质地变为较韧或较硬的质地，体积也会有所增大。通过触诊锁骨上区及颈部（也就是摸脖子），医生可以初步判断是否有锁骨上及颈部淋巴结转移（图5）。

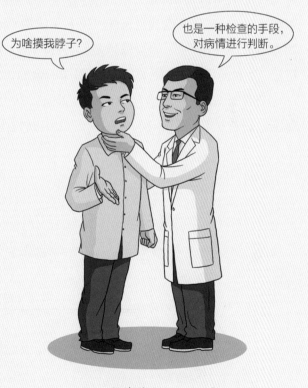

图 5　触诊锁骨上区及颈部

（王迅　杨帆）

六、胸部 CT 知识

以下这些关于胸部 CT 的知识可以让各位读者更好地理解不同类型胸部 CT 的作用、如何进行 CT 检查、如何给临床医生提供 CT 影像及如何整理各种 CT 检查结果。

1. 胸部 CT 是什么

胸部 CT 的全称是胸部计算机断层扫描，是使用 X 线对胸部进行检查的一种方法。就像日常家里做菜把萝卜切成一个圆片、一个圆片似的，CT 就是用射线把人"切成一个个圆片"，CT 片子上的每一个图像就像萝卜的一个"圆片"。CT 机可以切 5mm 一层的"圆片"（CT 胶片中看到的一般就是这种），也可以切 1~2mm 乃至零点几毫米的"圆片"（这种就叫作薄层扫描 CT/ 高分辨率 CT）。切得越薄，"萝卜片"的数量越多，最终达到几百张、上千张影像，其所涵盖的信息量，就比通常 CT 胶片的几十张影像所含的信息量更大（图 6）。

一般的胸部 CT 包含至少两部分影像，其中一部分里边每一张图像中间发灰，周围发白，被称为"肺窗"；另一部分中间发黑，周围发灰，被称为"纵隔窗"。

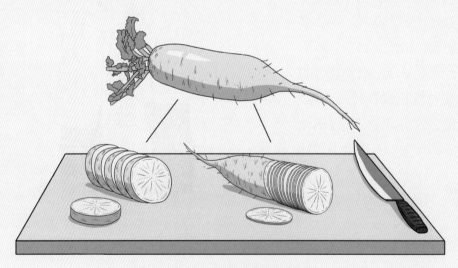

图 6　CT 片子每一个图像就像萝卜的一个"圆片"

它们分别用来看肺组织和肺周围的纵隔、胸壁、心脏等组织，实际上是同一个检查在不同参数条件下的显示。

2. 胸部 CT 的辐射大吗

年龄、放射源、受放射部位不同，人体吸收 CT 机器的辐射［用吸收当量表示，单位：戈瑞（Gy）］所产生的影响也不相同，一般我们用剂量当量［单位：希沃特（Sv）］来表示外界辐射对人的影响。以成年人为例，一次普通的胸部 CT 辐射量大约是 6mSv。日常生活中，大家每年接受环境中的辐射量约为 2mSv，坐 20 小时飞机，接受的辐射量有 0.1mSv。所以，为了接受诊治，只要是在专科医生的指导下，各种放射性检查总体来说都是安全的。

因为小剂量的辐射对人的伤害是一个概率事件，人体每年可以承受多少辐射，目前还没有一个绝对安全的数值，总体而言自然是越少越好。放射工作人员，每年承受辐射的上限是 50mSv，而 5 年内平均辐射上限是 20mSv/ 年。

3. 增强 CT 比平扫 CT 看得清楚吗

如果仅是看肺脏的情况，正如问题 1 解释的，是看"肺窗"，那么增强 CT、平扫 CT，以及接下来要说的低剂量 CT，看清楚的程度都是相似的。

但是，低剂量 CT 对肺脏周围的纵隔、胸壁、心脏等组织的显示不及常规剂量 CT 清楚，仅因其辐射低（每次对人体的辐射约为 1mSv），通常作为筛查手段。一旦发现肺部存在问题，需要进一步评估时，则建议选择平扫 CT 或者增强 CT。增强 CT 相较平扫 CT，在进行检查时会向血管内注射碘造影剂，可以将纵隔内的血管和周围的组织区分开来，自然可以给医生提供更多信息。患者如果存在"肾不好"、对碘造影剂过敏等情况时，增强 CT 可能会对健康乃至生命造成威胁。再加上做增强 CT 会先"不打药"做一遍，再"打药"做一遍，遭受的辐射量会更大。需要进行手术治疗的患者，一般建议在进行手术治疗的医院完善胸部增强 CT。所以，到底接受什么检查，还是应在专科医生的指导下进行选择。

4. 做 CT 检查的前中后都有什么注意事项

首先要告诉大家的是，胸部 CT 检查不需要禁食、禁水，甚至还建议大家在检查前后多喝一点儿水。其次，对于服用二甲双胍的糖尿病患者，建议按照当地医院的要求，决定是否需要停用二甲双胍。

做 CT 检查前，建议去除金属物品，比如选择没有金属的衣物服装，摘掉项链、腰带等，以免产生"伪影"，影响 CT 检查的结果。

做 CT 检查过程中，可以向医护人员表示对非检查部位进行放射防护。一定要积极配合医护人员，按医护人员的要求摆好姿势。一般胸部 CT 检查需要吸气、憋气，如果觉得不舒服，要及时和医生沟通。

做 CT 检查之后，多饮水、多排尿，尽快排泄掉增强 CT 的造影剂，减轻其对肾脏的损害，也建议多吃一些富含维生素的蔬菜、水果。

还要注意一点，对于儿童、孕妇，做胸部 CT 时一定要慎重，慎重，再慎重。

5. 就医时要带哪些 CT 片及数字影像，怎么保存

对于肺部有结节的患者，通常仅做 1 次 CT 并不能对结节的性质很好地进行判断，需要定期进行 CT 检查，依据结节随时间的变化，来决定治疗的策略。首先，建议患者在就诊医生所在医院进行胸部 CT 检查，因为现在大多数三甲医院的 CT 机，除了冲洗出来的包含几十幅图像的几张 CT 片子外，电脑系统里还可以调出"薄扫"图像（也就是问题 1 里提到的很薄的"圆片"），这些可以给医生提供更多的信息。如果就诊医院和 CT 检查的医院不是一家，那么有以下几个建议：①尽可能地携带最早的一次 CT 影像到最近一次的复查 CT，不要怕麻烦；②不要将 CT 片子卷成一个圆筒，否则医生阅片会非常困难；③尽量按照检查时间将 CT 片子分类，并分别装在 CT 袋中（问题 7 会告诉大家如何整理）；④CT 片子害怕高温、潮湿，所以不建议长时间放在汽车内，如果着水，马上分摊晾干；⑤尽可能获取外院检查的电子影像，并在就诊时携带自己的笔记本电脑（很多医院医生的电脑不允许外接患者的光碟、U 盘等）。

6. 什么是数字影像

数字影像的定义为通过医学成像设备或者其他设备获得的数字化的医学图像，通俗点说就是把原先胶片里的每一张图变成了电脑就能显示的图片。医学数字影像目前最常用的格式为 DICOM（digital imaging and communications in medicine）格式，也就是看到的后缀为".dcm"的文件。在问题 1 中我们提到了"薄层扫描"这个概念，如果薄层扫描的图像都通过胶片打印的话，那可能每次检查都需要打印出几十张胶片，拿起来特别沉，也不方便读片。数字影像的出现，使薄层扫描 CT 的上百张影像都能储存在电脑里，并在需要时从电脑中直接读取。

　　患者在网上咨询时，有些医生也会要求患者提供相关检查的数字影像，又或者因为患者完善检查和门诊就诊的不是一家医院，门诊的接诊医生也可能要求患者提供薄层扫描的数字影像。这种时候，患者或者家属可以到进行检查医院的影像科，表明自己需要这些薄层扫描的数字影像，有的医院支持将这些 DICOM 格式的数字影像资料刻成光盘或装入 U 盘内，但有的医院尚不支持这项功能，具体情况需要与检查医院进行沟通。

7. CT 片子如何整理，如何识别 CT 片的检查日期和上下左右

　　CT 片子上每个图像的旁边都会有很多细小的字，里边记录了这次 CT 检查的信息，其中一条信息是这次检查的日期，依靠 CT 片子上显示的检查日期，就能将 CT 片子按照不同的检查时间分类。这里有一个建议：可以将白色胶带贴在每张 CT 胶片边缘没有图像的地方，用更大的字标注出本次检查的时间，这样既方便患者自己分类，也方便医生寻找关键时间点的 CT 图像。

　　CT 图像旁的小字，也可以帮助患者和家属识别每一张 CT 片子的上下左右、前后反正，只要你把 CT 片子放到一个可以看懂上面字的方向，那一定是放对了。

8. 如何在网络咨询中向医生提供 CT 图像

　　在网络中向医生提供 CT 图像，和门诊就诊类似，首先建议您把前边的问题 1、5、6、7 逐一阅读，然后再注意以下几点拍摄的注意事项：①建议调整电脑显示屏为纯白色，并调整亮度至最大（可以依靠 PPT 等软件），以显示屏为背景拍摄 CT 胶片；②建议每次拍摄最多 1/4 张胶片，并发送原图给医生，使医生可以获得更多的图像信息；③按照时间顺序和"肺窗"→"纵隔窗"的顺序依次发送，提供尽可能全的信息；④拍摄的图片要"横平竖直"，不然图片会变形，更难以用来作为判断依据。

　　有些医生也会要求患者提供数字影像，具体的内容在问题 6 中已经进行了解释，这里就不再重复介绍了。

　　　　　　　　　　　　　　　　　　　　　　　　（赵大川　阎石　吴楠）

七、临床医生的作用与多学科诊疗

　　无论是确诊肺癌的患者，还是可疑肺癌需要去医院就诊得到进一步诊断和治疗的患者，在进入医院后，面对各个不同的科室，难免会感到迷茫，不知如何选择科室、选择医生（图7）。

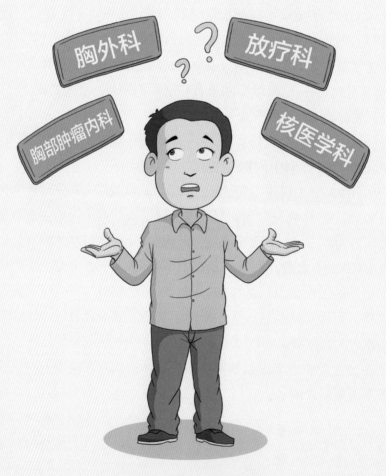

图 7　如何选择科室和医生

现代医学对于专业的划分十分精细，每个专科的医生都各有侧重。而在肺癌的诊疗过程中，往往需要多个学科的医生进行分工、合作。胸外科、肿瘤内科、放疗科、病理科等科室会在不同时间对患者的诊疗提供专业支持。其中有些科室的医生会直接面对患者，有些科室的医生则在幕后工作，依靠诊疗团队的整体实力，为患者提供最佳的治疗方案选择，为患者的生命保驾护航。

本部分向大家介绍各个科室的医生在肺癌的诊疗过程中各自的职责，以及患者在不同情况下应该寻求哪些医生的帮助。

（一）肺癌相关的科室以及各科医生的工作范围

1. 胸外科医生

在我国患者及家属的心目中，手术仍然是治疗肺癌最关键、最有效的手段，而这个认识存在偏颇。胸外科医生在肺癌的诊疗过程中确实起到了十分重要的作用：一方面是对早期肺癌、肺结节的性质进行判断；另一方面则是在肺癌的诊疗过程中，起到了"高级分诊"的作用。这也对胸外科的医生提出了很高的要求，既要对肺癌的整体诊疗思路有一个清晰的认识，也要对患者的一般情况进行准确地评估，还应了解并熟悉其他相应科室的诊疗范围，给患者提供最为准确的建议。

胸外科医生在门诊所做的工作，主要分为四个部分：第一部分是对存在肺占位的患者进行占位性质的判断，对于其中可疑早期肺癌的患者根据患者情况判断是否需要手术治疗，对于其中结节性质难以判断和倾向良性的患者制订随访计划；第二部分，对于因分期原因不能明确是否可以进行手术或患者自身情况不适宜手术的可疑肺癌患者，邀请多学科会诊，依据多个科室专家的意见制订相应的治疗方案；第三部分，对于手术后的患者，为其制订术后随访、治疗计划，给予术后康复建议，并处理相应的术后并发症等；第四部分，对于可疑或确诊晚期肺癌的患者，帮助患者完善病理活检及分期检查，并推荐其就诊肿瘤内科或放疗科等科室，进行进一步的治疗。

对于肺癌患者或可疑肺癌的患者，先去胸外科就诊似乎也是目前最为简单易行的方法。

2. 肿瘤科 / 胸部肿瘤内科医生

肺癌由于发病隐匿，确诊时已有一半以上的患者为局部晚期或晚期，严重影响患者的生活质量乃至生存，所以晚期肺癌的治疗是肺癌治疗的重要组成部分，而肿瘤科的医生则是晚期肺癌治疗的中坚力量。

在综合性医院，对肺癌患者进行药物治疗的医生一般在肿瘤科工作，而在肿瘤专科医院，往往会成立专门的胸部肿瘤内科，患者在就诊选择医生时，需要在相应的科室挂号，寻求医生的帮助。

肿瘤内科医生治疗的患者主要有以下几个组成部分：①外科手术之后根据病理结果需要后续辅助治疗的患者；②无法接受手术的局部晚期患者；③确诊肺癌晚期，不适合接受手术治疗的患者；④手术或其他根治性治疗后出现肿瘤复发转移的患者；⑤存在接受手术或其他根治性治疗手段的可能性，但需要先行药物治疗的患者。

肿瘤内科医生会根据患者疾病的分期以及患者自身的情况，为患者制订相应的化疗、免疫治疗、靶向治疗等综合抗肿瘤治疗方案。当一种抗肿瘤治疗手段失效后，内科医生也会调整治疗方案，患者可能会经历几种乃至十几种不同的抗肿瘤治疗方案。在各类抗肿瘤治疗的过程中，患者的生命得到了显著的延长，各种肿瘤所致的不适症状也能够因为病情缓解而得到很好的控制。

3. 放疗科医生

放疗科医生在肺癌治疗中的角色和外科医生类似，外科医生通过手术的方式对肿瘤和相关的淋巴结进行切除，而放疗科医生则通过放射治疗的方式杀灭肿瘤，对于局限在一定范围内的肿瘤可以进行根治性放疗。

相较手术，放射治疗在治疗期间的风险更小一些，对患者一般情况的要求也相对较低。对于心肺功能不佳，或者合并其他情况不能手术的患者，仍可以考虑选择放射治疗作为备选方案，在短期内也可以达到很好的疗效。

除此之外，放射治疗作为一种局部治疗手段，还有很多其他的应用场景：晚期患者经过全身抗肿瘤治疗后，原发灶及大部分转移灶都能达到很好的控制时，对于个别抗肿瘤效果不佳的转移灶，可以考虑应用放射治疗进行杀灭；肺癌骨转移的患者，如果骨转移的病灶位于承重骨或者转移病灶虽位于非承重骨，但疼痛十分严重，止痛药物效果不佳时，需要放射治疗来杀灭骨转移病灶；对于手术患者，如果手术中因为各种各样的原因不能达到根治性切除，或者虽达到根治性切除，但仍须进一步治疗时，需要在手术恢复后请放疗科医生介入，通过放射治疗提高肿瘤局部控制率。

总体而言，放疗科医生在肺癌的诊疗过程中，有着举足轻重的地位。但时至目前，似乎很少会有患者选择放疗科作为首诊科室，这可能与普通民众对放射治疗这一学科缺乏基本认识有关。如果肿瘤内科或胸外科医生建议患者就诊放疗科进行进一步治疗，希望患者重视放射治疗这项重要的治疗手段，积极进行后续治疗。

4. 介入科与超声科医生

介入科与超声科的医生，在肺癌的治疗过程中也十分重要。

介入治疗从字面意思上可能并不像外科治疗、内科治疗那样容易理解，作为一个新兴学科，介入治疗主要是借助放射或超声设备，在微创的方式下，依靠相应的医疗器械或药物，对疾病进行诊断或治疗。

在诊断方面，介入科的医生（部分医院由影像科医生承担这项任务）可以进行 CT 引导下肺部肿物穿刺活检，明确肺部肿物是否为肺癌；超声科医生则可通过超声引导下穿刺对颈部、肝脏等多处转移病变进行活检；在日常的治疗评效或术前、术后分期评估中，超声检查也是一种价格经济、方便快捷的检查方法。

在治疗方面，对于存在大量胸腔积液的患者，超声科医生可以依靠超声设备对患者进行超声引导下胸腔积液的穿刺置管引流，缓解大量胸腔积液引起的胸闷、憋气症状，还可以通过胸腔积液的细胞学检测，从细胞学上明确肺癌的诊断；对于肺癌严重咯血的患者，介入科医生可以在 X 线引导下将引发咯血的血管封堵住，缓解咯血症状；在某些特殊的情况下，对于某些体积小、可疑恶性的肺部结节，如果患者不能耐受手术，也可以请介入科医生进行射频/微波消融治疗；对于某些既往接受过放疗，无法再行放疗的患者，介入科医生还可以通过放射性粒子植入等治疗手段加强对局部病灶的控制。

5. 病理科医生

病理诊断是肿瘤治疗的基石，只有获得了明确的病理诊断，真正的肺癌治疗才能宣告开始。

通常来说，病理科医生会通过常规 HE 染色和免疫组化染色等方式，在显微镜下诊断患者是否罹患肺癌。对于部分病理组织难以获取的患者，可以通过痰找癌细胞、胸腔积液找癌细胞这类细胞学方法协助病理诊断。

随着精准医学的发展，肺癌治疗领域出现了一大批可以改善患者生存以及生活质量的小分子靶向药物、免疫药物等。这些治疗手段在应用之前，往往需要对患者肿瘤的基因突变、蛋白质改变等情况进行检测，这些都对病理科医生提出了新的要求，需要病理科医生完善相关基因、蛋白质检测。只有获得了相应的检测结果，胸外科、肿瘤内科、放疗科、介入科医生才可能精准地为患者设计恰当的抗肿瘤治疗方案。

根据目前我国的医疗现状，患者获取病理结果的医院和决定进行治疗的医院往往并非同一家医院。如果患者和家属已经决定在某一家医院进行抗肿瘤治疗，但肿瘤的病理活检是在其他医院进行的，一般需要在将要进行抗肿瘤治疗的医院完善"病理会诊"。所以，建议患者和家属在就诊前，提前向进行病理活检的医院病理科申请获得病理切片（一般是一片片玻璃片，最好同时要染色的切片和未染色的病理白片），并在就诊后将原医院病理切片（玻璃片）、原医院病理报告、病理会诊申请单一并交到将要进行治疗的医院病理科，完成病理会诊。

6. 放射科与核医学科医生

放射科医生和核医学科医生可以说是肺癌诊疗过程中的幕后英雄。在肺癌的整个诊疗过程中，患者往往需要进行反复的检查。具体的检查内容以及为何需要进行这些检查，将在后续内容中进一步解释。而这其中大部分的检查，往往都需要放射科以及核医学科的医生在其专业层面给予解读。

在肺癌的诊疗过程中，放射科医生会从放射诊断学的专业出发，对患者的肺部占位性质进行判断。如果放射科医生解读肺占位的影像学表现倾向结核或是炎症，会建议患者进行相应的治疗；如果解读肺占位的影像学表现倾向良性肺疾病或性质待定，会建议患者观察随访；如果结合病史倾向于其他肿瘤出现肺部转移，会建议患者就诊相应科室进一步治疗；如果病变倾向恶性，会建议患者进一步检查以获得病理学检查结果；而对于确诊肺癌、已经进行抗肿瘤治疗的患者，放射科医生会对治疗的效果进行评价，往往还可以在影像学上发现很多可能被临床医生忽视的细节。

核医学科专家在肺癌的诊疗过程中主要是对 PET/CT、骨扫描等检查结果进行解读，并通过应用各种新型的放射性造影剂，更准确地发现转移性病变，进行更准确的肿瘤分期。核医学科相关检查的介绍，我们将在后续内容中展开。对于可能要行一侧全肺切除的患者，术前的肺灌注显像可以对单侧肺功能的情况进行评估，这也需要核医学科医生的专业解读。

7. 内镜医生

这里说的内镜指的是支气管镜或胃镜。内镜医生在肺癌的诊疗过程中有其独特的价值。由于医疗的不断细化，以及内镜相关设备的专业性，很多医院会将内镜中心单独作为一个科室，也有医院的内镜医生来自消化内科、呼吸科、胸外科等科室。

内镜医生在肺癌诊疗中最主要的作用就是明确肺内占位的性质。依靠气管镜以及超声气管镜，可以对支气管内的病变或者纵隔肿大的淋巴结进行穿刺活检，进而明确病变是否为肿瘤，以及对纵隔肿大淋巴结是否为肿瘤转移进行判断。

随着医学理念及仪器技术的进步，气管镜在肺癌的诊断和治疗过程中可以起到更多的作用，与传统气管镜仅能达到肺叶 / 段支气管不同，磁导航气管镜可以到达肺内的任何地方，可以对肺部外周型肿物进行活检，并可以进行气管镜下的介入治疗。

为达到对纵隔淋巴结进行活检的目的，有时也可以通过超声胃镜，透过食管管壁对纵隔淋巴结进行穿刺活检。如何选择检查方法，如何进行相应的操作，这些都是内镜医生的专业范畴。

8. 麻醉科、ICU 与内科医生

现实生活与教科书不同，患者往往病情复杂，不仅罹患肺癌一种疾病，还常合并有心血管、呼吸、内分泌等其他系统疾病，加之在心肺功能检查或全身分期检查时发现各种各样的异常，可能会超出胸外科医生的专业知识范畴，不能准确地对患者的麻醉及手术风险进行评估。这时，胸外科医生会建议患者到相应的专科就诊，对其合并的各类疾病依据专科意见进行判断，指导胸外科医生在手术前、手术中及手术后的各类情况下，进行相应的处置。

在手术开始前，外科医生需要麻醉科的医生对患者进行气管内插管、全身麻醉，并需要麻醉医生在整个手术的过程中关注患者的情况，保证患者生命体征的平稳。而在手术之后，并非每一位患者都可以马上苏醒，合并症状复杂的患者，需要从手术室转入 ICU 病房，进行重症监护。对于病情较为复杂的患者，需要麻醉医生和 ICU 医生的全程参与。

9. 中医科与康复科医生

在肺癌的整个诊治过程中，存在手术、放疗、化疗等多种治疗手段，而中医学在控制肿瘤患者的常见症状、减轻放化疗的不良反应方面有其独到的手段。

肿瘤患者常常因疾病或治疗中的不良反应产生焦虑、抑郁、疲劳、失眠、疼痛、谵妄等问题，需要心理辅导与干预，甚至需要一些药物辅助治疗，在这些方面，都需要康复科医生的帮助。对于肿瘤患者的难治性疼痛、顽固性恶心呕吐等症状，康复科医生也有其独到的诊治手段。

（二）病情复杂时怎么办

1. 是在家乡治疗，还是去大医院治疗

肺癌作为一个发病率高、易复发、治疗难度大的疾病，往往患者在发现肺部有异常病变、可疑肺癌的时候，产生很大的精神压力，希望得到更为专业的诊治。当前我国城乡间的诊疗水平确实还存在一定的差距，部分医院还不能开展肺癌诊疗过程中全部的诊疗项目，治疗理念、硬件条件上仍有着一定的差别。但值得欣慰的是，现在很多大医院也与地方医院建立了合作机制，会有专家到地方医院进行支援、帮扶，对提升地方医院的诊疗水平会有很大的帮助。

在这里，我们并不建议患者盲目地冲向大医院，对于一些简单的、没有过多治疗争议的患者，当地的医院在保证安全的情况下，也可以进行规范的诊疗。而对于病情复杂，当地医院没有把握的患者，就诊大医院不失为一个更好的选择。

2. 医生之间的诊疗意见不一致，该听谁的

肺癌是一类异质性很高的疾病。虽然肺癌的治疗原则是相对固定的，但对于不同的患者，因其年龄、性别、肿瘤分期、肿瘤位置等因素各不相同，治疗方式也不能相互复制，所以各个患者的治疗方案往往千差万别。不同专科、不同医学经历的医生，在肺癌的诊治过程中有不同的侧重，对于同一位患者

也可能存在不同的治疗方案。

例如，一位 80 多岁的老先生，一般情况良好，可能在内科医生看来，是不适合进行外科手术的，但对于一些外科医生来说，身体条件好、心肺功能没有问题的患者，仅有高龄这个高危因素并不算是手术的禁忌。再如，对于一位纵隔淋巴结转移的患者，有的外科医生觉得还有手术切除的机会，可以试一试，但对于放疗科医生来说，这类患者进行根治性放化疗才是更好的选择。所以，在不同科室的医生之间，会有不同的意见。这就需要综合听取各个医生的意见，仔细衡量其中利弊，并慎重作出选择。

3. 还有什么渠道可以寻求帮助

上述已经介绍了各个科室的医生在肺癌治疗中扮演的角色，以及当多位医生有不同意见时的处理策略。在信息化的今天，除了这些医务工作者，患者还可以从很多其他渠道获得关于肿瘤治疗的信息。

中国临床肿瘤学会、美国国家综合癌症网络（National Comprehensive Cancer Network，NCCN）等组织分别发布了各类肿瘤的治疗指南，也是目前我国肿瘤治疗的重要参考，除了有面向临床医生的治疗指南，也有向患者提供相关信息解释的指南。现在也有临床医生工作之余在各种新媒体平台上进行肺癌相关知识的科普。但如何在各类科普中找到与自己的疾病相符合的信息，仍然是对患者自身的知识水平、辨识能力的巨大挑战。在临床试验方面，现在各种网络平台上都有相关的搜索。网络上也有各种类型的网络论坛、病友群，可以在病友之间进行交流。

（马则铭　阎石　吴楠）

八、肺占位

（一）肺占位是什么

1. 肺占位的定义

简单来说，肺占位就是肺占位性病变，是经胸部 X 线或 CT 扫描检查出来、位于肺脏组织里的肿块。中国病理学家将其称为"占位病灶（space-occupying lesions）"。

2. 肺占位的分类

肺占位性病变有不同的分类方法，比如，按占位大小分为肺结节（即最大直径≤3cm）、肺肿物（即最大直径>3cm）；按占位性质分为良性和恶性；肺结节按密度分为实性结节、纯磨玻璃结节和部分实性结节。

对于典型的肺占位性病变，可以借助 CT 检查大致通过结节或肿物的形态、大小、密度、动态变化等特征判断倾向于良性还是恶性，倾向于原发性肺部肿瘤还是转移性肿瘤。常见的良性病变包括肺部炎症性病变、肺结核、肺错构瘤、肺囊肿、肺血管瘤等。这些良性病变大多边界清晰，不伴有侵袭性特征。如果占位性病变发生在上叶前尖段、下叶背段，周围有渗出性改变，边界不清，伴有厚壁空洞，或者存在部分钙化，则很可能是结核。

肺部恶性病变又分为肺原发恶性肿瘤及肺继发恶性肿瘤。分叶征、毛刺征、血管征及胸膜牵拉等都是肺原发恶性肿瘤的常见特征。

CT 特征只能作为临床诊断依据之一，这些占位性病变须依靠穿刺活检或术后病理及免疫组化才能确诊。

（二）哪种类型的肺占位可能是肺癌

诊断肺占位的良恶性，最可靠的方法是使用有创的手段，如手术或者穿刺活检，取得组织或者细胞，由病理科医生找到癌细胞，从而获得最高标准的诊断：病理组织学诊断。

但是，很多情况下我们在影像上已观察到肺占位，希望能够在做决策之前了解肺占位是倾向恶性还是倾向良性。这时，就需要根据肺占位的影像学特点来判断其良恶性的概率。为什么说是概率呢？因为这些影像学特点往往不是专有的，虽然恶性的病变常见，但良性的病变也不是绝对没有，甚至也不少见。此时，医生必须综合多项信息，根据经验估计出一个恶性或者良性的概率。因为影响判断的因素众多，且主观性较强，所以判断的准确率就有高低之分。

1. 磨玻璃结节是肺癌吗

磨玻璃结节是我们在胸部 CT 上看到的像磨砂玻璃一样的局限性模糊影。

磨玻璃结节分为纯磨玻璃结节和混杂密度磨玻璃结节。磨玻璃结节既可能是良性病变，也可能是肺部的癌前病变或者低度恶性肿瘤。因此，需要通过 CT 所显示的结节大小、密度、生长速度等信息，进一步分析磨玻璃结节的风险，制订合理的随访或治疗计划（图 8）。

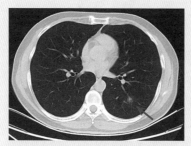
箭头所示即为磨玻璃结节，病理证实为机化性肺炎（良性）

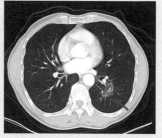
箭头所示即为磨玻璃结节，病理证实为结核感染（良性）

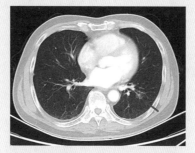
箭头所示即为磨玻璃结节，病理证实为肺癌（恶性）

图 8　磨玻璃结节

2. 肺大疱是肺癌吗

肺大疱是肺组织中的含气囊腔，一般继发于小支气管的炎性病变。肺大疱通常是良性病变，但需要注意的是，肺部恶性肿瘤有一种典型的影像学特征叫"空泡征"，即肺部结节内可见直径 <5mm 的气体密度影或低密度影，可单个或多个。空泡征对结节良恶性的鉴别具有参考价值（图 9）。

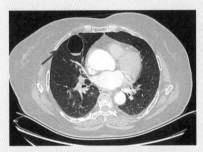 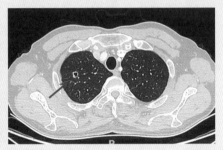

箭头所示即为肺大疱（良性）　　箭头所示即为肺部空泡，病理证实为机化性肺炎（良性）

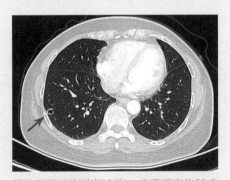

箭头所示即为肺部空泡，病理证实为肺癌（恶性）

图 9　肺大疱

3. 肺纤维化是肺癌吗

肺纤维化与肺癌其实是两种不同的疾病。肺纤维化就像肺部的瘢痕组织，当肺部受到伤害时，纤维母细胞在修复过程中失去了调控，就可能会造成肺部纤维化。需要警惕的是，某些情况下肺部瘢痕组织有出现癌变的风险，即在原先肺纤维瘢痕病灶基础之上缓慢发展出的癌症。如果肺部瘢痕组织在长期观察随访中出现了显著的形态变化，需要考虑瘢痕癌的可能性（图 10）。

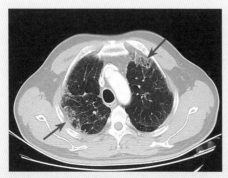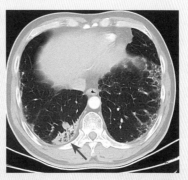

箭头所示经临床观察未见明显改变，考虑良性病变　箭头所示经病理确诊为肺癌（恶性）

图 10　纤维化

4. 肺钙化是肺癌吗

肺钙化多为陈旧性肺结核所引起，肺结核经过规范的治疗后，容易出现钙化现象。肺钙化也可见于吸烟、长期接触粉尘的人群，尤其是长期接触二氧化硅，容易在肺部形成钙化结节。肺钙化灶多为陈旧性病变，不需要特殊处理，常可作为诊断结节为良性病变的重要依据（图 11）。

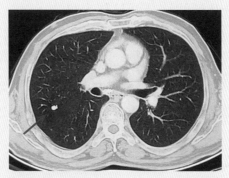

箭头所示即为肺钙化结节，密度与骨组织相似或更高（良性）

图 11　钙化

5. 肺部索条影是肺癌吗

肺部影像学表现出来的索条影，其实是一种局限性的肺部纤维化，一般是继发于肺组织被破坏的影像学表现（经常是急、慢性炎症，或者是肺结核痊愈后代之以纤维结缔组织增生形成的特有表现），影像学特点为密度较高、僵直、边界清楚，在肺内走行方向不一定。换句话说就是肺组织受损伤痊愈后留下的"伤疤"。一般不是肺癌（图 12）。

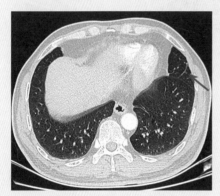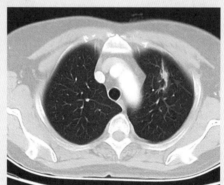

箭头所示即为索条影（良性）　　箭头所示即为索条影，病理证实为肺癌（恶性）

图 12　索条影

6. 有毛刺征、分叶征的结节就是肺癌吗

毛刺征、分叶征是肺癌的典型征象，如发现肺结节的 CT 影像具有上述特征，需高度警惕结节为肺癌的可能性。但是，并不意味着具备毛刺征、分叶征的结节一定是肺癌，须结合结节的大小、密度、动态变化规律等信息进行综合判断。必要时，还需要通过穿刺活检来明确结节的病理诊断（图 13）。

7. 肺软组织结节/肿物是肺癌吗

肺软组织结节即软组织密度结节。肺软组织结节及肺肿物都是肺部异常病变的形态描述，并不意味着病变一定是肺癌。对于肺软组织结节及肺肿物，需结合影像学特征，包括形态、大小、密度以及动态变化规律，综合考虑病变的良恶性。甚至，最终需要病理结果来确定肺软组织结节及肺肿物是否为肺癌（图 14）。

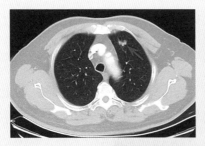
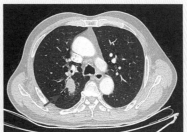
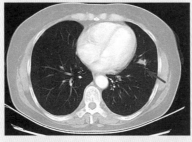

箭头所示即为肺结节伴分叶及毛刺，
病理证实肺癌

图 13　肺结节伴分叶及毛刺

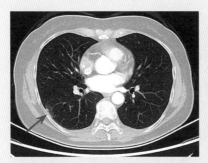
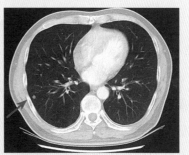

箭头所示即为肺软组织病变伴磨玻璃结　　　箭头所示即为肺软组织病变，
节，病理证实为纤维化伴肉芽肿（良性）　　病理证实为错构瘤（良性）

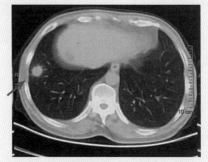

箭头所示即为肺软组织病变伴分叶征及毛
刺征，口服抗感染药物后结节吸收（良性）

图 14　肺软组织病变

（三）吃药能让占位消失吗

1. **服用抗生素能让占位消失吗**

服用抗生素能否让肺占位消失，这取决于肺占位的性质。如果肺占位是感染性病变，应用抗生素进行抗感染治疗有可能使肺占位缩小，甚至消失（图15）。若肺占位为恶性病变，抗生素就无法使肺占位消失。

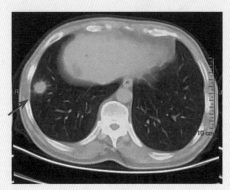 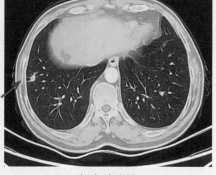

（1）治疗前　　　　　　　　　　　（2）治疗后

箭头所示肺软组织病变口服抗生素抗感染治疗后明显吸收（良性）

图15　右肺下叶软组织结节抗感染治疗前后变化

2. **服用靶向药能让占位消失吗**

发现肺占位性病变后，不经过正规的检查和诊断，盲目地自行服用靶向药是医生强烈反对的。正确的处理方式应该是到正规医院就诊，进行占位性病变的病理确诊、分子检测及肿瘤分期评估。如肺占位性病变确诊为恶性肿瘤，且具备敏感基因突变的治疗靶点，肿瘤分期也需要靶向治疗，则可遵医嘱行特定方案的靶向治疗。如果肺部恶性肿瘤具有敏感基因突变，针对性给予靶向药会有很大概率使肺占位缩小。

3. **服用中药能让占位消失吗**

发现肺占位性病变之后，不建议患者自行服用中药。发现肺占位性病变后，需要明确肺占位的性质，根据肺占位性质的不同制订个体化治疗方案。盲目服用中药，可能会贻误病情。目前没有证据证明服用中药能使肺占位消失。

（四）那些不是癌的占位会癌变吗

1. 肺炎会癌变吗

目前没有证据表明肺炎会直接癌变。如果患有肺炎，并不用担心其有癌变的风险。但是，慢性肺部疾病是肺癌发生的危险因素。因此，需要重视肺炎的治疗，避免形成肺部慢性炎症。已经形成肺部慢性疾病的人群，需要重视定期体检，以便及时发现肺部肿瘤迹象，做到早诊早治。

2. 肺结核会癌变吗

目前没有证据表明肺结核会直接癌变。但是，肺结核痊愈后形成的肺部瘢痕，却是肺癌发生的危险因素。此外，在少数情况下还可能有结核合并肺癌的情况发生，此时对于肺癌的诊断和治疗都大大提升了难度。

3. 肺部良性肿瘤会癌变吗

目前认为非典型腺瘤样增生和原位癌是癌前病变，有可能会发展为肺癌。而其他良性病变，如腺瘤，则无证据表明会发生癌变。

（洪慧昭　钟文昭）

九、肺癌的确诊方法

.... （一）大夫如何确诊肺癌 ....

1. 什么是 CT 引导下穿刺

CT 引导下穿刺是一种微创、安全、有效的诊断和鉴别诊断方法。通过CT 确定肺病变部位、穿刺点、穿刺方向、穿刺深度，确保安全、有效地将穿刺针刺入病变组织，并取出部分肿瘤组织用于病理检查。CT 引导可以对肺内的占位性病变进行穿刺以明确其良恶性，协助判断下一步治疗方向。CT 引导下穿刺通常由经过专门培训的医生进行操作，穿刺前需要对位于胸壁的穿刺点做局麻。整个操作过程中，医生会在 CT 成像的引导下，有效避开骨骼、血管、神经等重要部位，以最安全的途径、最佳的角度到达病灶部位。通过这种方式可以准确命中目标，精确活检目标组织，避免损伤正常组织器官（图 16）。

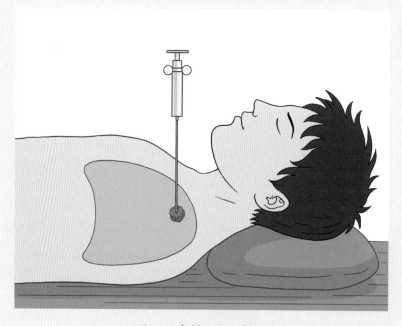

图 16　穿刺活检示意图

2. CT 引导下穿刺的风险有哪些，医生是如何处理的

CT 引导下穿刺较常见的风险是肺内出血、气胸和胸痛。

出血：做穿刺之前，必须要做胸部增强 CT，观察病变内血供是否丰富，是否需要避开一些血管。病变内血管丰富可能成为穿刺的相对禁忌。若穿刺后出现肺少量出血，可以给予止血药物进行对症处理；若肺内出血多，形成活动性进行性出血，则需要探查手术进行止血。

气胸：穿刺所导致的气胸，大部分是不需要进一步处理的。少量气胸通常可以自行吸收。如果气胸量比较多，引起了相应症状，如胸闷、喘憋等，可以通过行胸腔闭式引流，将气体引流出胸腔，以缓解患者的不适症状。

胸痛：一般来说穿刺所导致的胸痛症状都不会太严重。胸痛的出现有可能是因为 CT 穿刺点麻醉效果欠佳，也有可能是因为穿刺时刺激到了神经。如果胸痛症状轻微，可暂不处理，待症状自行缓解。如胸痛症状明显，甚至严重到影响睡眠，可用止痛药物进行对症治疗。如果患者出现较为明显的胸痛症状，也要警惕是否合并出血、气胸等其他不良反应。

3. 什么是纵隔镜检查

纵隔镜检查是一种微创外科手术技术。瑞典医师 Carlens 于 1959 年首先报道了经胸骨上颈前切口的纵隔镜检查术。此后 60 余年，该技术被用于肺癌的纵隔淋巴结病理诊断和有创淋巴结分期，同时也是纵隔疾病的主要诊断方法之一。很多欧美国家把其作为肺癌患者的术前常规检查方法，是肺癌术前淋巴结分期的金标准。

纵隔镜检查是在胸骨柄的上缘切一个小切口，用纵隔镜直接观察前纵隔组织结构，包括气管前间隙、纵隔淋巴结等。观察的同时，可以对可疑病变组织进行采样，并进一步行病理切片检查，以明确肺癌是否已转移到肺门和纵隔淋巴结，用以协助判断肺癌的分期。当影像学检查提示纵隔淋巴结肿大时，或者对于一些通过支气管镜、CT 引导下穿刺难以取到肿瘤组织的病变，可以采用纵隔镜检查。既往数据还表明，中心型肺癌经纵隔镜检查发现淋巴结转移阳性率较高，所以中心型肺癌患者也是适合纵隔镜检查的患者群体。如纵隔镜检查提示纵隔淋巴结转移阳性，一般说明病期偏晚，患者通常不适合单一治疗模式，往往需要多学科综合治疗，以提高疗效。

4. 纵隔镜检查的风险有哪些

纵隔镜检查的风险主要有手术损伤导致的大出血、术后呼吸困难、气胸、喉返神经麻痹、创口感染、肿瘤细胞切口种植等。

最可能发生也是最严重的并发症是术中损伤血管引起大出血。一旦发生大出血，纵隔镜下难以进行止血操作。可先用无菌纱布填塞纵隔，再中转开胸进行止血。术后呼吸困难也比较常见，原因可能是：①气管插管引起喉头水肿；②肿瘤压迫气管明显，术后纵隔组织间隙水肿加重，导致气管受压加重；③纵隔床分离后存在持续的出血，引流管被血凝块堵塞引流不畅，造成纵隔内血肿压迫气道等。气胸常出现是纵隔镜检查时破坏胸膜完整性所导致的，若术后胸部 X 线检查提示少量气胸，通常可自行吸收。如果气胸量比较大，引起了相应症状，如胸闷、喘憋等，可以通过胸腔闭式引流将气体引流出胸腔，以缓解患者的不适症状。

5. 支气管镜、超声支气管镜、胃镜及超声胃镜分别是什么

支气管镜检查是将一根细长的支气管镜，经口腔、鼻腔或咽喉等置入气管和支气管以及更远端，直接观察气管、支气管腔内情况，并可通过一些工具对看到的病变进行活检或干预治疗。

超声支气管镜是近年来发展起来的一项新型内镜微创诊断技术。在支气管镜前端安装超声探头，通过超声定位探明支气管腔外病变的具体位置。还能在彩色多普勒超声的引导下避开血管，通过针吸和活检获得相应部位的细胞和组织，从而达到病理确诊疾病的目的。打个比方，普通支气管镜检查就像"徒手排雷"，而超声支气管镜就像"使用探雷器排雷"。

胃镜可以观察食管、胃、十二指肠球部和降部的黏膜，以确定病变的部位及外观特征，并对病变组织进行活检，以协助诊断上消化道炎症、溃疡、肿瘤、息肉、憩室、狭窄、畸形或异物等。

超声胃镜就是将内镜和超声结合起来的消化道检查技术。超声内镜兴起于 20 世纪 90 年代，通过内镜头端安装的微型高频超声探头，在做胃镜检查的同时，不仅可以对食管、胃肠道全层进行观察，还可以对邻近的肝脏、胆管、胰腺等器官进行超声扫查。由于纵隔区一部分与食管外壁毗邻，所以超声胃镜可以在部分肺癌患者纵隔淋巴结分期方面发挥重要作用。

6. 支气管镜、超声支气管镜、胃镜及超声胃镜检查的风险有哪些

支气管镜和超声支气管镜常见的并发症有气管痉挛、一过性咽痛、咽喉不适、声音嘶哑、痰中带血、气胸、低氧等，有时也可能会出现短暂的低热，一般通过休息、对症处理等短时间内即可缓解。并发症的发生也和患者的基础状况密切相关，肺功能较差、患有多种合并症的患者出现并发症的概率也会相应增加，尤其是一些危及生命的严重并发症。

胃镜及超声胃镜检查的并发症和风险主要包括出血、穿孔、感染、心律失常、心肌缺血、咽喉损伤、颞下颌关节前脱位等。但在常规检查中，这些并发症的发生概率通常非常低，而且可以通过充分的术前准备和谨慎操作降低其发生率。

7. 什么是痰找癌细胞，有哪些注意事项

痰找癌细胞在临床上称为痰细胞学检查。有时候从肺癌肿瘤主体上脱落下来的癌细胞可随痰液被咳出。痰细胞学检查可以在痰液中找到癌细胞，并以此明确肺癌诊断，有些病例还可以通过细胞学检查明确肺癌的病理类型。痰细胞学检查的阳性预测值很高，在 80% 以上。起源于较大支气管的中心型肺癌，特别是伴有血痰的患者，痰中找到癌细胞的机会更大。由于痰细胞学检查的阳性率较低，对于临床上考虑肺癌可能性较大的患者，应连续几天重复送痰液进行检查，以提高细胞学检查的阳性率。

注意事项包括：①若患者可自行咳痰，最好选择清晨漱口后第一口从肺深部咳出的痰液，于 1 小时内送检，尤其在天气炎热时，须保持容器清洁，及时制片；②如果患者无法自行咳痰，可先行雾化吸入进行痰诱导，之后再咳出痰液送检；③送检痰液须使用专用容器，一般不需特别多的痰液，通常为 3~5 口的痰液量，痰液量不少于 2ml，保证 3~5 张涂片量即可。

8. 什么是胸腔积液找癌细胞，有哪些注意事项

胸腔积液找癌细胞指的是抽取胸腔积液离心处理后，取其沉淀物作涂片检查，在显微镜下寻找癌细胞。胸腔积液中的癌细胞既可以是邻近的肺癌转移所致，也可以是其他远处器官肿瘤转移所致，如乳腺癌胸膜转移、恶性黑色素瘤胸膜转移等，其中肺癌导致胸膜转移是最常见的病因。对于肺癌患者来说，如果胸腔积液中可以找到癌细胞，则考虑肿瘤分期已经为晚期阶段。但是胸腔积

液找癌细胞的阳性率仅为 40%~75%，因此胸腔积液中未找到癌细胞也不能完全排除胸膜转移的诊断。

注意事项包括：①由于该检查阳性率并不高，应多次送检以提高检出率；②胸腔积液找癌细胞送检量比常规胸腔积液送检要多，应至少达到 100ml，正确抽取胸腔积液后应尽快送检。

9. 什么是淋巴结活检，有哪些注意事项

淋巴结活检是一种获得病变组织的检查方法，是通过穿刺或切除的方式取一部分淋巴结组织，然后做成病理切片，在显微镜下观察这些切片中组织细胞的形态，以此判断淋巴结是否受到肿瘤侵犯。当怀疑肺癌的患者行影像学检查发现纵隔淋巴结肿大，或通过体格检查发现锁骨上淋巴结肿大，且不能明确淋巴结是否为转移性淋巴结时，可行淋巴结活检确定淋巴结的转移状态。锁骨上淋巴结由于位置浅表，可直接手术切除活检或在 B 超引导下穿刺活检。纵隔淋巴结活检可通过超声支气管镜穿刺活检，或通过纵隔镜进行切除活检。

注意事项：①若为纵隔淋巴结肿大，行超声支气管镜或纵隔镜检查时，应格外注意潜在的风险，须在操作前进行详尽的评估，尽量规避大出血等严重并发症；②锁骨上淋巴结周围大血管及神经分布丰富，行切除活检前应充分了解周围的解剖结构，以防损伤血管和神经；③如果淋巴结穿刺活检结果未见肿瘤细胞，并不能完全排除淋巴结转移可能性，因为穿刺活检获得的标本量有限，在淋巴结组织存在明显异质性时，穿刺标本并不能完全代表全部淋巴结组织。

（二）为什么有的病很难确诊

1. 为什么有的肿瘤很难得到病理诊断

病理诊断是肿瘤诊断的"金标准"，在做手术之前想准确地获得病理诊断，往往需要通过切除活检或穿刺活检获得病变组织标本，然后制成切片，在显微镜下观察判断是否存在癌细胞，及癌细胞的各种详细分型。对于肺癌来说，病理活检的方式包括纵隔镜切除活检、超声支气管镜引导下穿刺活检、CT 引导下肺结节穿刺活检、淋巴结切除或穿刺活检等。首先，上述病理活检

方式都是有创的操作及检查，存在一定程度的风险，部分患者由于恐惧心理或身体状况差不能接受相关操作，导致无法获得病变组织，也就无法进行下一步的病理诊断。其次，由于活检只是取一部分病变组织，并不是病变的所有组织，所以在判断病情的准确性方面无法达到100%。如果穿刺到肿瘤内部的炎症或者坏死组织，就无法找到肿瘤细胞，从而导致不能得到肿瘤的病理诊断。最后，当肿瘤的病理类型十分罕见时，病理科医生无法做出最终判断，需要多名病理专家会诊进行病理诊断，甚至需要多学科讨论方能判断病情，从而规划下一步治疗策略。

2. 为什么穿刺后没有见到肿瘤细胞也不能排除肺癌

肺癌是一种异质性很强的肿瘤，简单来说就是肺癌内的肿瘤细胞并不是均匀地分布在病灶内。打个比方，肺癌病灶不像一个铁球，全部都是由铁金属构成，而更像是一盒蛋糕，不同的部位有不同的组成部分，各种成分不是均匀分布的。其实肺癌组织构成很复杂，肿瘤中心容易坏死，周围可能含有炎症组织，行穿刺活检时有可能穿刺到上述任何部位。当穿刺到坏死组织或炎症组织时，病理结果常常提示未见到肿瘤细胞，但是这样的结果可能并不代表患者的真实情况。因此，肺部肿物通过穿刺明确诊断的比例仅能达到60%~70%。由于各种原因必须得到病理诊断的高度怀疑肺癌的患者，若第一次穿刺结果阴性，应考虑再次活检，甚至使用较粗的穿刺活检针以提高阳性诊断率。

3. 如有多个病灶，是不是每个病灶都需要穿刺活检

当存在多个病灶时，并非每个病灶都需要穿刺活检。肺癌穿刺活检的目的是明确诊断或进行术前分期，根据穿刺活检的病理结果决定后续治疗方式，并不需要"多而全"地进行逐个病灶的穿刺活检。对于术前影像学检查及全身检查提示无转移证据，符合手术适应证的肺内多病灶患者，实际临床处理中往往选择肺癌可能性最大的病变进行穿刺活检。若结果提示为肺癌，则进行手术切除治疗。手术时除了切除已穿刺的病变，应尽可能同期切除其他可疑肺癌的同侧病变。一般来说，当肺内存在多个病灶时，直径越大、实性成分越多、外形越不规则的病灶，其病理证实为肺癌的概率越大。

但是，当某个病灶是否为肺癌，或者某个淋巴结是否转移会影响治疗模式的制订时，需要积极进行穿刺。例如，肺部肿瘤同时伴有纵隔稍增大淋巴结，如果

该淋巴结不是转移淋巴结，手术将如期进行；如果该淋巴结为转移淋巴结，患者则须接受术前新辅助治疗，将病情控制后再行手术治疗。这种影响治疗方向的病灶，需要积极进行穿刺活检，明确病理诊断。

（王迅　杨帆）

十、PET/CT 在肺癌中的应用

PET/CT 由 PET 和 CT 两部分组成,PET 的全称为正电子发射体层成像（positron emission tomography，PET），CT 的定义已在第六部分详细介绍。PET/CT 即把上述两种检查方式有机地结合起来，使其在同一台机器中，可以同时进行 PET 检查和 CT 检查，并将两种检查图像相融合的检查手段。

在目前各种对肺癌进行分期评价的无创检查手段中，PET/CT 可以说是最为先进的。在此，我们先简单解释一下 PET/CT 检查的原理。生命物质最重要的能量来源之一就是葡萄糖，而肿瘤组织因为生长旺盛，对糖类的需求就更为迫切。因此，我们把少量带有放射性的"糖"［学名为氟代脱氧葡萄糖（fludeoxyglucose，FDG），其中的氟选用正电子发射性放射性同位素的氟 -18，所以也称为 18F-FDG］注入检查者身体，肿瘤组织相较正常组织会摄取更多的放射性"糖"，再用仪器检查放射性物质浓聚的部位，就能了解哪些部位可能和肿瘤相关。再进一步结合 CT 影像以及机器对浓聚处放射量的测量，就能更好地判断疾病的分期，明确转移的情况，并指导临床诊疗策略的制订（图 17）。

癌细胞以吸收葡萄糖来增殖

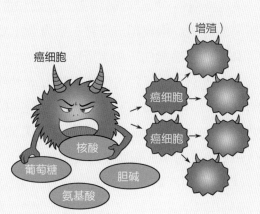

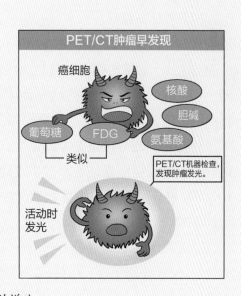

图 17　癌细胞的增殖

　　一般说来，检查的流程首先是将放射性"糖"注入被检查者体内，经过 1 小时的休息，被检查者进入 PET/CT 检查室，在 PET/CT 检查仪中扫描 30~60 分钟，待药物充分代谢后，被检查者便可以离开检查室，回家休息。

1. PET/CT 检查有什么好处

　　上文提到了，PET/CT 检查是目前为止在分期检查方面较为先进的无创检查手段。对于肺占位性质不明患者、早期肺癌患者和晚期肺癌患者，这个检查的优势又有所不同，为解释其优点，以及临床医生是如何进行决策的，下文将分别阐述。

　　（1）对于肺占位性质不明患者：对于 CT 检查发现肺占位，但占位性质待定的患者，PET/CT 检查是一个有效的鉴别手段。对于那些良恶性判断不清的肺占位，通过 PET/CT 检查，可以从能量物质代谢的角度，对占位的良恶性进行初步判断。如果占位没有代谢或者代谢量很低，其为良性病变的可能性较大；如果占位代谢量很高，则往往提示病变为恶性。

　　（2）对于早期肺癌患者：对于早期肺癌患者，PET/CT 检查是一种很好的无创纵隔淋巴结分期手段。在第九部分中，我们介绍了纵隔镜、超声支气管镜、超声胃镜等多种有创的纵隔分期检查方法，这些检查都需要在局麻或者全麻下进行，创伤较大，且风险较高。PET/CT 检查没有创伤，对于纵隔淋巴结转移的判断，准确率也能达到 80% 以上，还可能发现一些隐匿的转移灶，包括传统分期检查容易忽视的器官的转移灶。

　　除此之外，PET/CT 检查对早期肺癌患者来说还是一个全身检查，相较传统的颈部超声 / 颈部增强 CT，腹盆腔超声 / 腹盆腔增强 CT 结合骨扫描的检查方式，减少了检查的项目，也缩短了预约检查所需的时间。相较超声这种与检查者主观判断密切相关的评价手段，PET/CT 检查可以提供更客观的影像学资料。

　　还要提到的一点是关于放射性。骨扫描与 PET/CT 都会向身体里注射放射性显影剂，骨扫描检查的显影剂半衰期为 6 个小时，而 PET/CT 的显影剂半衰期仅100 多分钟。做完骨扫描检查后往往要求患者在 24~48 小时内远离孕妇及儿童，而 PET/CT 检查 24 小时后，显影剂几乎代谢干净，对亲人和朋友的安全性更好。

　　（3）对于晚期肺癌患者：对于初诊即考虑为晚期病变的患者，PET/CT 检查的优势并不会因疾病的分期而有所改变，但临床医生却并不一定建议进行 PET/CT 检查，主要原因在于 PET/CT 检查费用较高，晚期肺癌患者需要经常复查，其经济负担很重，而分项进行的全身检查更为经济（在第十一部分中会进一步介绍各项检查），定期复查评效也有较高的可比性和针对性。但对于手术或其他根治性治疗后可疑复发的人群，PET/CT 检查的优势便体现出来。相较单纯的影像学检查，PET/CT 检查可以提供肿瘤代谢的相关指标，更好地判断是否出现了复发。肿瘤的复发有可能局限在胸腔内，也有可能发生在身体的任何部位，全身性的检查可以对术后复发患者的病情进行更好的判断。而且，因为术前或其他根治性治疗前已经进行过 PET/CT 检查，可以进行前后对比，对可疑病灶进行更为充分的鉴别。

2. PET/CT 检查辐射量大吗

上文提到，PET/CT 检查就是将 PET 与 CT 检查合而为一，相对于单纯的一次 CT 检查，增加了 PET 静脉注射显影剂这一过程。虽然是将放射性物质注入体内，但根据既往的研究，PET 检查的放射性显影剂的半衰期约为 105~115 分钟，24 小时后即可几乎代谢干净，对周围家人朋友的影响相对较小，而注入体内的放射性物质剂量当量在 6mSv 左右（第六部分我们提到了关于 Sv 和辐射的知识）。所以，一次 PET/CT 检查和一次增强 CT 检查的辐射量相似。对于患者而言是一种安全的检查。

3. PET/CT 检查前后都有什么注意事项

在检查之前，医务人员一般会根据患者的一般情况以及医院设备的情况对患者提出建议。患者一定要遵从相关医生的医嘱。

通常来说，检查之前至少需要禁食 6 小时；日常服用的药物可以正常服用，用水送服即可；糖尿病患者是一类比较特殊的人群，在检查之前一定要使血糖得到很好的控制，对于相关用药也会有核医学科的医生进行专门的指导，检查前一定要问清楚各类药物的使用；对于患有幽闭恐惧症的患者，不建议进行这项检查，必要时可以考虑服用相关精神类药物，或者请精神科医生评估后再考虑进行检查，因为该检查大概需要患者在机器中扫描半小时至一小时；检查前 1 天不要进行剧烈的运动；检查前建议大量饮水，检查当日也应额外多饮水（检查处医务人员会有交代）。此外，如果患者为育龄妇女，要在检查前明确是否已经怀孕，以免检查辐射对胎儿造成不利影响。

检查后的注意事项，主要与注射的放射性显影剂相关。首先，患者做完检查之后的 24 小时内，应注意要与孕妇、哺乳期妇女以及儿童保持距离，最好与所有人都保持距离，减少放射性物质对他人的影响。其次，为了加快药物代谢，在检查后也需要多饮水，多排尿。

4. 做了 PET/CT 检查，为什么还要做其他检查

PET/CT 检查中，向患者体内注入了放射性的"糖"。但是像大脑这种器官，日常生活中就需要大量的糖分供应，也就是说，正常的脑组织就会让放射性"糖"浓聚，相比之下脑转移病灶摄取放射性"糖"的表现就不够突出了，以至于 PET/CT 检查对于脑转移的诊断并不十分理想。因此，结合颅脑增强磁共振（MR），可以更有效地发现无症状的脑转移灶，从而及时制订更有针对性的诊疗策略，避免延误病情。

除此之外，PET/CT 检查虽然高级，相较其他检查准确性更高，但并不是说其准确率就是百分之百。根据目前的统计，PET/CT 的准确率在 80%~90% 之间。同时准确率也与核医学科医生的诊断经验有一定关系。临床上有时会看到，患者仅仅是因为肺上的小结节住院，但 PET/CT 检查提示患者可能有骨转移，这可不得了！患者就从可疑早期肺癌一下子变成了晚期肺癌，原计划的手术治疗就不敢继续进行。但根据核医学科医生对患者详细的病史进行追问，发现患者做检查之前刚摔了一跤，狠狠地磕到了骨头，那处可疑的"骨转移"，就是外伤引起的，可谓虚惊一场。

对于确实可能存在骨转移的患者，为了谨慎考虑，也为了避免"假阳性"结果影响患者治疗策略的制订，甚至影响患者的生存，需要依靠其他维度的检查相互验证。例如给患者做一个可疑骨转移部位的增强 MR，又或者给患者的可疑骨转移部位进行穿刺活检，明确病理情况。再根据相应的检查结果，决定后续治疗方案的制订。

总而言之，相应的检查都是临床医生经过深思熟虑开具的。如果在诊疗过程中对于检查存在疑问，一定要及时与医生进行沟通。因为觉得检查是无谓的重复，擅自不做某一项检查，是对自己的不负责任，也有可能影响疾病的诊治。

（赵大川　阎石　吴楠）

十一、其他分期检查在肺癌中的应用

PET/CT 检查作为目前为止无创检查中较为先进的一种，在肿瘤分期中具有其独有的优势。但 PET/CT 检查也有其致命的缺点——价格昂贵，整个 PET/CT 检查费用近万元，对于工薪阶层而言，这是不小的负担。那么，如果无法负担 PET/CT 检查费用，有什么替代的方法吗？下文将对其他替代的分期检查方法以及其作用进行解释。

1. 负担不起 PET/CT 检查，有什么替代检查吗

肺癌分期检查的主要目的是在手术或其他抗肿瘤治疗前，对患者疾病的整体情况进行初步的判断。肿瘤到底已经发展到了什么程度？有没有转移的病灶？如果有转移的病灶，那些转移病灶现在有多大？针对这些问题，PET/CT 检查的替代方案也应该可以回答这些问题。一般来说，肺癌的转移主要分为胸腔内部的转移以及胸腔外远处转移。

胸腔内部的转移可以结合胸部增强 CT 有一个大概的判断。虽然增强 CT 对于胸腔内转移淋巴结的判断能力远不如 PET/CT 检查和各类侵袭性（类似手术）的检查，但是也可以判断出一半以上的胸腔转移淋巴结。对于肺内的转移结节、胸膜转移、胸腔积液、肋骨转移等情况，也可以有较好的判断。

胸腔外部的转移一般包括：胸腔外淋巴结的转移，主要表现在颈部淋巴结的转移；腹腔转移，主要为肝脏、肾上腺转移，一部分患者也可能出现腹腔淋巴结转移；骨转移，包括肋骨、脊柱、髂骨、四肢骨在内的全身各处骨骼的转移；颅脑转移。所以，为达到替代 PET/CT 检查的目的，很好地进行肺癌分期，可以对上述胸腔外脏器分别进行检查。例如颅脑增强 MR+ 胸部增强 CT+ 颈部淋巴结超声 + 腹部超声 + 骨扫描，或者颅脑增强 MR+ 胸部增强 CT+ 颈部淋巴结增强 CT+ 腹盆腔增强 CT+ 骨扫描。通过对全身容易发生肺癌转移的部位进行评估，也可以明确肺癌的全身分期。当然，如果出现身体其他部位的异常，还可能需要结合相应的检查进行进一步评估。

2. 各项检查都是做什么用的

这些检查的目的是对上述器官 / 部位进行全面地评估，明确有无转移病灶。下面我们分别对各项检查进行简要的介绍。

（1）颅脑增强磁共振：这是一项通过应用磁共振的现象产生磁共振信号，进而形成图像的检查。增强磁共振和胸部增强 CT 二者的"增强"既有类似的地方，也有不同之处。其共性在于所谓"增强"，都是通过向血管内注射造影剂，并依靠血液循环使造影剂顺血管分布全身，用以获得远多于平扫检查的信息。不同之处在于 CT 检查的造影剂是各类碘制剂，而磁共振检查的造影剂为各类磁性物质。

做磁共振检查时需要特别注意的是，如果体内有金属物质，可能会因其磁场导致金属物质移位、升温、产生伪影，从而影响观察。而对于心脏起搏器一类的仪器，会因为磁场产生电流，影响其工作。

在这里还要建议读者，如果在生活中需要进行留置植入物的手术，例如腰椎间盘突出症需要手术治疗，在手术中会往身体里"打钉子"，一定要在出院的时候让医生在疾病诊断书写明这些"植入物"是否影响磁共振检查。

（2）颈部、腹部超声 / 颈部、腹部增强 CT：超声检查和 CT 检查在肺癌的诊疗过程中作为传统检查项目，应用均十分广泛。两类检查各有其优缺点，在临床工作中，往往会依据患者病情选择相应的检查。有时，还会选择颈部超声与腹部增强 CT，或者颈部增强 CT 与腹部超声这种结合方式。相较增强 CT 检查，超声检查没有辐射，也不需要注射碘造影剂，对肾功能没有负担。并且超声检查时间短，可以同时进行颈部和腹部检查，这些都是超声检查的优势。但是超声检查也有其局限性，超声检查对施行检查的操作者要求很高，检查者的主观意见对病情的判断影响很大。相比较而言，增强 CT 检查因其依靠客观的影像学资料，不易被检查者的主观判断影响，客观性更强。一部分肺癌患者治疗期间可能需要反复进行评效检查，如果短期内反复进行 CT 检查，接受较大量的放射线照射，可能存在潜在的副作用。这时可以考虑选择超声检查，其价格便宜、辐射小，可以作为第一选择。但如果患者病情需要更加客观的检查结果、疾病评效，就更倾向于选择客观性更强的增强 CT 检查。

还要提到一点，肺癌患者容易出现肾上腺转移。对于经验丰富的专科肿瘤医院，在进行腹部超声时会注意观察肾上腺的情况。而对于经验有限的非专科医院，当医生仅开具肝、胆、胰、脾的常规超声时，如果超声医生不清楚患者肺癌病情，很有可能会遗漏肾上腺的检查。这就需要患者及医生额外关注肾上腺的情况，可以加查肾上腺超声，或者在检查时提醒超声医生。

（3）骨扫描：骨也是肺癌的常见转移部位，所以对于可疑肺癌或已确诊的肺癌患者，基线检查时对全身骨骼的评价也十分重要。如果不打算进行 PET/CT 检查，全身骨扫描就是一项必做检查。与 PET/CT 检查类似，骨扫描也是向身体内注入放射性显影剂，看其在骨骼中的摄取，来判断是否存在骨转移的情况。

但与 PET/CT 检查不同的是，骨扫描时注入的显影剂半衰期较长，约 6 小时，也就是说，在做完检查后的 48 小时内，检查者身体内都存在放射性，所以要与他人保持距离，特别是应与孕妇、哺乳期妇女以及儿童保持距离。检查后也应多饮水，多排尿。

3. 检查结果提示有转移了，这个检查准确吗

从目前检查技术来看，这些无创检查发现的转移，均不能达到 100% 的准确。只有对可疑转移的组织进行活检，并依据病理学的检查结果，才能 100% 准确地诊断远处转移。即使综合 PET/CT、骨扫描、颅脑 MR、全身各处的超声以及 CT 等多项检查，这些影像学检查发现的转移灶，其总体准确率仅能达到 80% 左右。尤其是 PET/CT 检查发现的单发远处转移灶，可能是各类炎症性病变所引起的假阳性。而错误地判读检查结果可能导致本可接受手术治疗的患者失去根治性切除肿瘤的机会。所以，面对分期检查提示的转移病变，医生会考虑结合患者症状、体征以及其他维度的检查进行综合判断。例如，PET/CT 检查发现的转移灶，可以使用不同的放射性显影剂进行检查，又或者对可疑的转移灶进行增强磁共振检查。如果症状、体征及其他维度的检查都提示存在其他器官恶性病变，还需要结合原发病灶的情况，考虑其到底是转移灶还是其他器官的原发病变。如果最后通过病理活检确诊其就是远处转移灶，那就应该按照晚期肿瘤进行综合抗肿瘤治疗。

（马则铭　阎石　吴楠）

十二、同样的肺占位，不同的处理策略

在第八部分中，我们对各种类型的肺占位以及其胸部 CT 的结果进行了解读，也对其中有恶性可能的结节进行了初步的判断。但是，对于检查发现的肺部结节，临床医生对于不同的患者往往会有不同的处理策略。有些患者在门诊就诊时，和医生常常会出现图 18 这样的一段对话。

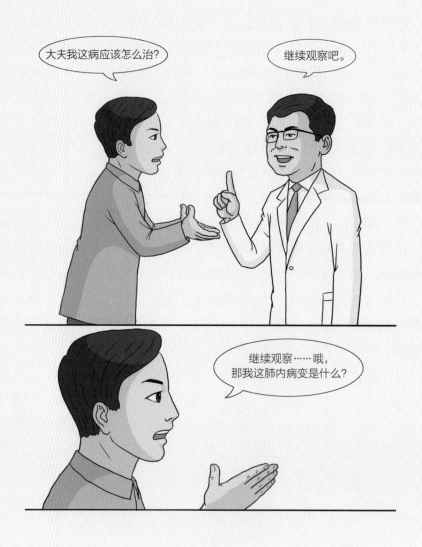

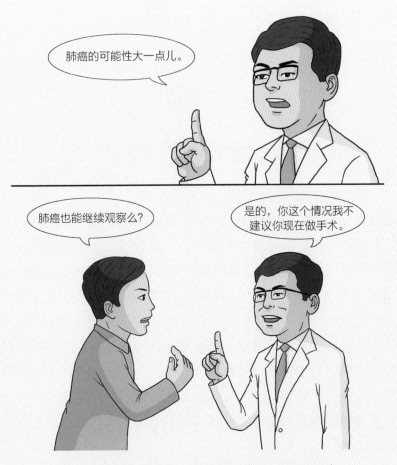

图 18　有的肺内病变虽倾向肺癌但仍需要继续观察

　　为何已经判断了肺内病变倾向肺癌却还要继续观察？因为肺内病变的情况千差万别，并不是每一种肺内病变都需要立即手术。我们习惯将肺内的占位性病变称为"占位"。要把肺占位分析清楚，还是要先从肺占位的分类说起。通常，需要在多个维度上对肺占位进行分类。从大小上，我们认为 3cm 是肺占位的重要分水岭，一般说来，我们称最大直径 3cm 及以下的肺占位为肺结节，而最大直径大于 3cm 的被称为肺肿物，以 3cm 为界也与肺癌的 T 分期相关；从数量上，分为单发占位和多发占位；从位置上，根据肺占位处于肺叶的部位不同，可以分为外周型占位和中央型占位；对于多发占位，根据每个占位间相对位置的不同，又可以分为同一肺叶内多发占位、同一侧肺内多发占位以及双侧肺内多发占位；从影像学表现上，分为纯磨玻璃结节、混杂密度磨玻璃结节和实性结节……把这些情况进行排列组合，可以说"一千位患者做胸部 CT，会有一千种肺占位的类型"。

接下来，我们按照肺占位大小不同，分别就其各自的处理策略进行阐述。

（一）肺结节

在这一部分，我们回答所有问题的前提是患者在胸部 CT 检查时，双肺都未发现大于 3cm 的肺占位。

1. 同样是肺结节，为什么有的患者要做手术，有的患者就要观察

对于肺结节，如果经过医生评估，考虑恶性的可能性比较大，通常都会建议患者进行手术干预，但仍有一些特殊情况限制手术的进行。如果患者的结节呈纯磨玻璃表现，抗感染治疗后没有吸收，那么我们就倾向其有低度恶性可能。如果磨玻璃结节中含有的实性成分大于 5mm，我们就认为其存在手术治疗的适应证。根据目前的研究数据，纯磨玻璃结节的恶性程度往往很低，并不影响患者生存，如果患者磨玻璃结节不含有实性成分，又或者磨玻璃结节位于肺叶的"芯"里，想要切净结节，将要损失过多的肺组织，医生就会建议患者继续观察，直至磨玻璃结节出现形态改变、体积明显增大或实性成分增加等情况，再考虑进行手术治疗。

2. 多发结节是不是就意味着晚期无法手术了

并不是所有多发结节都意味着晚期。多发磨玻璃结节，往往为同时性多个原发性肿瘤，此时应以病情最重的结节作为治疗的最重要考量。而对于多发实性结节，我们应该警惕有转移的可能性，这时我们可以通过 PET/CT 检查从结节代谢的角度判断各个结节的性质，必要的时候还可以通过穿刺活检，或者手术探查来明确结节的病理性质。所以，多发结节并不等同于晚期肿瘤，仍有多原发早期肿瘤的可能。

3. 为什么有的手术需分两次做

手术分两次做与人体的解剖结构和胸外科手术的特点相关。在对患侧肺进行手术时，需要阻止空气继续通过患侧肺组织，只保持健侧肺组织持续工作，进行血 - 气交换，维持人体正常的呼吸功能，保证机体生命活动的维持。

如果同时进行双侧肺手术，需要双侧肺组织均停止呼吸，就无法保证人体生命活动的安全。

对于双侧肺占位，可以先对手术创伤小的一侧进行一次规模较小的手术，在保证此侧肺组织没有过多损伤的情况下，再行对侧肺手术。如果同时对双侧肺进行手术治疗，患者术后恢复所需时间更长，出现合并症的可能性更大。如果双侧病变均需规模较大的复杂手术，并不能依靠简单的手术操作处理时，分两次手术就更为安全，术后合并症的风险也相对更小。

4. 手术分两次做，先做哪边

对于双侧肺均需要手术的情况，需要对双侧病变的严重性进行综合判断。

总体而言，实性成分越多、结节越大、与胸膜关系越密切、淋巴结转移风险越大的病变，病情可能越严重，应该优先处理；如果双侧严重性相似，那么应该优先考虑对肺组织切除较少的一侧进行手术，为后续第二次手术提供更为安全的条件。

5. 肺结节只能手术切除吗

肺结节不只有手术切除一种选择。时至目前，对于早期肺部病变的治疗，手术仍然是证据最为充分的治疗方式。手术不但可以明确结节的病理性质，还可以同时对纵隔、肺内淋巴结进行活检 / 清扫，完成较为准确的病理分期。与此同时，射频消融、立体定向放疗、磁导航支气管镜下治疗等多种治疗模式，也为早期肺癌的治疗提供了多种新选择，相关的临床研究也正在开展之中。相信未来会有更多的证据为这类以肺小结节为表现的早期肺癌治疗提供临床数据支持。

（二）肺肿物

1. 为什么有的患者可以直接手术，有的患者要先做穿刺活检

部分患者肺内肿物巨大，如果先行穿刺活检明确病理，就可以考虑在手术之前进行药物治疗，对肿瘤进行控制，其后再进行手术切除。这种先药物治疗再手术的模式可能会提高肿瘤治疗的效果，减少肿瘤复发概率，延长患者生存期。另外，有些肿瘤虽然不大，但是其位置处于肺组织深部，若直接进行

手术，只能行肺叶切除。如果切除后发现该病变为肺部炎症，但此时肺叶已经切除，患者的肺功能遭受了较大的损失，有些得不偿失。又或者是患者本身一般情况欠佳，手术风险较高，如果直接手术，若术后病理证实病变并非恶性，患者术后又出现严重并发症，这也会对患者的健康产生不利影响。

所以，对于上述几类患者，先行穿刺活检明确肺部病变的病理性质，证实为恶性肿瘤后再行手术治疗，是更为安全的选择。

2. 是不是做了支气管镜就能确诊肺癌

一部分肺内病变可以通过支气管镜进行活检，达到明确诊断的目的，这些病变通常是中心型病变，往往在支气管腔内可以观察到肿物。而有些患者进行支气管镜检查，只能观察支气管腔内是否正常，并不能通过支气管镜取到病变组织进行病理学确诊。如果肺肿物在影像学上是中心型病变，但无法通过支气管镜观察到支气管腔内病变时，可以依靠超声气管镜，并在超声引导下行透壁细针穿刺进行病理活检，或是通过磁导航技术对肺内病变进行活检。这些新技术可以帮助我们明确肺肿物的病理诊断，丰富了确诊肺肿物病理的方法。

3. 肺肿物是中心型，必须做支气管镜进行活检吗

对于中心型肿物，一般都会在术前进行支气管镜检查，明确病变与支气管的关系。如果未来需要进行手术治疗，也可以通过支气管镜检查明确手术切除的范围。如果患者病情需要在术前进行新辅助治疗，甚至不仅在初治的时候需要进行支气管镜检查，还可能在新辅助治疗之后再次进行支气管镜检查，以明确治疗前后支气管腔内病变的变化情况。

4. 原本不能做手术的，经过一段时间治疗怎么又可以手术了

根据肺的解剖特点，其主要的动脉、静脉以及支气管都位于肺门处，在动脉、静脉以及支气管的周围存在大量的淋巴结。当肿瘤或转移淋巴结与大血管关系十分密切时，很难通过手术将这些血管、气管一一断除，也因此无法通过手术切除肿瘤。或者肿瘤位置与主支气管或者血管主干很近，为达到根治性切除需要切除过多的肺组织，这种规模过大的手术可能会使患者面临较高的围手术期风险。又或者患者已经出现了超出外科手术切除范围的转移病灶，外科医生认为手术可能难以达到根治性切除的目的，无法帮助患者延长生存。在这些情

况下，外科医生就会拒绝为患者进行手术。

但是现在有化疗、靶向治疗、免疫治疗、放疗等多种抗肿瘤治疗手段，在手术前应用上述各种抗肿瘤治疗手段，可以将部分肿瘤杀灭，可能创造出手术条件，甚至达到肿瘤降期的目的。在这种情况下，有些原本不能手术的患者，就变成可以手术了。

5. 肺肿物都需要做手术吗

并非所有的肺肿物都需要手术治疗。如果患者的肺内肿物倾向于炎症性病变，则不建议手术，此时需要规范的抗感染治疗。如果病变倾向良性或者低度恶性，若手术需要切除的肺组织过多，可能也不建议患者盲目进行手术，而是需要权衡利弊，选择合适的治疗时机。如果患者肺肿物已经确诊为恶性，但是临床分期偏晚，纵使接受手术治疗也不能从手术中获得生存获益，医生也不会建议患者进行手术治疗。即使患者的肿瘤分期是早期，但合并多种基础疾病，一般状况不好，手术风险较大，这时选择放疗或者其他风险更低的局部治疗手段也不失为一种更安全的治疗策略。

（赵大川　阎石　吴楠）

十三、手术前的评估与准备

········· （一）手术前的评估 ·········

1. 手术前要做什么检查，每项检查的目的是什么

实验室检查：包括血常规、尿常规、凝血功能、生化全项、血型、肿瘤标志物、感染筛查等血液检查，还包括痰培养、痰找结核分枝杆菌等细菌学检查。实验室检查的目的是评估患者整体的身体状态，查看是否存在凝血功能差、肝肾功能受损、呼吸道细菌感染等影响手术安排的相对禁忌证。

分期检查：包括头颅磁共振 + 全身 PET/CT，或头颅磁共振 + 全身骨扫描 + 胸部增强 CT+ 腹部超声 + 颈部淋巴结超声。这些检查的目的是进行全身检查排除远处转移，完成术前临床分期。一般来说Ⅰ、Ⅱ、ⅢA 期的患者是可以行手术治疗的，对于ⅢA 期以上存在纵隔淋巴结转移或远处转移的患者，手术并不是患者获益最大的治疗方案。分期检查能够指导医生选择合适的治疗方案。

病理检查：包括气管镜 / 超声支气管镜活检，或 CT/B 超引导下穿刺活检。病理诊断是肿瘤诊断的金标准，术前若能取到病灶组织，确定其良恶性甚至是病理类型，有助于医生决定是否行手术及制订合适的手术策略。

心肺功能检查：包括肺功能、心脏超声、24 小时动态心电图、颈动脉超声、双下肢静脉超声。这些检查的目的是评估手术安全，判断患者身体条件是否允许手术及行胸外科手术的安全性。

2. 血管超声提示下肢静脉血栓，该怎么办

下肢静脉血栓是患者术后出现肺栓塞的高危因素，可能造成术后早期的急性死亡。特别对于胸外科手术而言，术后早期患者处于高凝的状态，更易引起下肢静脉血栓形成及肺栓塞。如果术前即发现下肢静脉血栓，应将其视为胸外科手术治疗的相对禁忌证。首先应暂缓手术治疗，请血管外科专科医生评估下肢静脉血栓对拟行手术的危险性，是否能够耐受胸外科手术，同时针对性地给出相关治疗建议，包括放置下肢深静脉滤网、口服抗凝药物等，

以及治疗多久之后再接受胸外科的手术。此时患者不必过于惊慌，血管外科及胸外科通过共同合作诊疗，会提出一个合理且个性化的治疗方案来处理这种状况。

3. 心脏检查提示异常，该怎么办

心脏检查主要包括心电图及心脏超声。心电图提示异常往往指心律失常，较常见的类型包括窦性心动过速、窦性心动过缓、房性早搏、室性早搏、房室传导阻滞、二联律等。此时应请心血管内科电生理科医生会诊，评估心律失常是否会影响手术的安全性，排除较严重的心律失常，比如第二度甚至第三度房室传导阻滞、心房颤动、陈旧性心肌梗死等。

心脏超声异常大多数情况指心脏射血功能低下、心脏瓣膜病、心室壁异常、冠心病等。此时应请心内科医生会诊评估此种异常是否影响围手术期的安全性，在心内科的指导下完善心脏功能的其他检查，比如心肌损伤标志物、心房钠尿肽、24 小时动态心电图、冠状动脉造影等，以排除手术治疗的禁忌证。若心内科考虑心脏检查的异常状况不影响手术治疗，则可在充分准备的前提下进行手术；若心内科医生考虑是手术治疗的禁忌证，则暂停手术，采取其他治疗方式。

4. 医生说肺功能指标不好，是什么意思

通过动脉血气分析和肺功能检测可获取患者的肺功能指标，使医生了解患者基础的肺功能情况，并进一步评估是否能够耐受肺切除术及术前设计的肺切除范围。胸外科医生做手术前关注的肺功能指标主要包括肺活量、最大通气量、第一秒用力呼气量、一秒率、一氧化碳弥散量，它们反映了肺的通气及换气功能。若肺功能指标不好，提示患者对肺切除手术的耐受性更差、受到的限制更多。通俗来讲，把患者的所有肺组织当作一个整体，做手术就是"切"一部分下来，但是需要保证剩下的那部分肺组织能保证一个人整体的需求。肺功能好的患者，即使"切"得比较大、比较多，剩余肺组织仍然可以保证机体供应；肺功能指标不好的患者，"切"得多了，剩下的肺组织不能满足机体的要求，就会导致术后并发症发生率升高、死亡风险增加。

5. 为什么医生不建议有的患者做手术

一般以下几种情况不建议做手术。

首先，完善术前分期检查时发现存在远处转移或是分期在ⅢA期以上。对于这种状况，由于手术治疗并不能够切除所有的病灶，不能使患者的生存期及生活质量有明显的提升，并且即使进行了手术也容易复发导致治疗失败，同时手术损伤也是不容忽视的一个问题，因此这种类型的患者是不适合做手术的。

其次，发现肺结节后，很多患者觉得自己一定要做手术，其实并不完全是这样。无症状或体检发现的肺结节，90%以上都是良性的，它们很可能已经在肺里存在了很长时间，只是恰好做检查被首次发现了而已。还有的是经过几十年的岁月留下的瘢痕，属于肺部的陈旧病变，就像白头发和眼角皱纹一样并没有什么危害。这些结节其实是不需要临床干预的，更不用手术处理。此种情况，定期观察随访是更合适的策略。

最后，术前完善心肺功能检查时，若发现存在严重的冠心病、严重的心律失常、下肢静脉血栓等手术禁忌证时，手术治疗有可能导致术后早期死亡风险增加。所以这种情况也不建议做手术。

6. 选择术前穿刺确诊更好，还是术中冰冻病理确诊更好

术前穿刺确诊和术中冰冻病理确诊这两种方式有不同的适用范围，并不能简单地下结论哪种方式更好。一般来说，对于高危手术患者，或者预计手术规模较大患者，如果不是穿刺风险过高的情况（比如肺结节位置太深、周围血管丰富等），都建议行术前穿刺活检，因为穿刺活检能够在尽可能小的创伤下得知肺部肿物的良恶性，为医生决定是否做手术提供依据，指导手术策略的设计。举个例子，如果肿物比较大，或者肿物非常靠近中心，一旦手术需要实施肺叶切除方能完整切除肿物，明确肿物性质，那么术前穿刺活检是很有必要的，因为若直接做了肺叶切除，最终病理提示为炎症，相当于牺牲掉了一个肺叶才实现了明确病理诊断的目的。切除的肺组织是无法再生的，所以术前穿刺活检能够一定程度上减少过度治疗。如果肺部结节很小，位置又位于外周，这时穿刺难度大，手术活检相对更为方便，如果医生高度怀疑结节为恶性时，也可以不行穿刺活检，采取直接手术的策略。这种情况下，术中行冰冻病理确诊是合适的，准确性也非常高。

（二）手术前的准备

1. 患者手术前要做哪些准备

（1）如实告诉医生疾病的情况，越详细越好。特别是有没有其他的疾病，比如心脏病、糖尿病、脑梗死、青光眼，正在吃什么药，有没有药物过敏，以前做过什么手术等。

（2）遵照医生的安排及时完成手术前的检查。如果既往吸烟，需要进行严格的戒烟。一般接受肺部手术的患者，术前戒烟至少 2 周以上，对于合并有肺功能障碍的患者要求有更长的戒烟时间，并配合有效的药物治疗。

（3）一般来说，手术前 6~12 小时内不能进食喝水，如有疑问应详细询问主治医生及护士。

（4）尽可能保持相对平和放松的状态，做到合理饮食、健康睡眠，可通过做一些自己感兴趣的事情，比如听歌、看书来转移注意力，减轻对手术的恐惧感。

（5）对于胸外科肺切除手术，患者手术前可以练习如何进行有效的咳嗽，通过腹式或胸式呼吸方法，放松喉部肌肉，张口稍伸舌连续咳嗽两三声，每日10~20次。因为手术后常常会有很多痰液产生，如不能把这些痰液咳出，痰液积存在呼吸道中很容易引起肺炎、肺不张，导致手术后恢复缓慢，甚至造成更严重的并发症。

（6）在入院初始阶段，患者应在医生和护士指导下有意识地进行深呼吸训练，如腹式呼吸、缩唇呼吸、呵欠动作等。这些训练将利于手术后肺膨胀，一定程度上减少术后并发症发生，加速患者康复。

2. 患者家属手术前要做哪些准备

首先帮助患者充分做好术前准备。决定手术后，患者及家属应对病情、手术的风险及手术的大概情况有所了解，理解手术的效果、预后和可能的手术并发症。家属应帮助患者树立信心，消除心理上的紧张情绪，争取做到合理饮食、规律作息、充足睡眠，以良好的状态迎接手术。

肺手术前要求做到严格的戒烟，如患者有既往吸烟史，家属有必要配合医生积极鼓励并监督患者戒烟。如患者确有戒烟困难，可寻求戒烟专题门诊帮助。家属还应该尽量保证患者严格避免二手烟接触，包括父母的二手烟、配偶的二手烟、公共场所的二手烟等。

入院初始阶段，患者应医生和护士要求须有意识地进行深呼吸训练、咳嗽训练及加强心肺联合功能锻炼。在这个过程中家属应该积极鼓励并监督患者完成这些训练。特别是加强心肺联合功能锻炼，一般通过室内登楼训练完成。在训练过程中，家属应当陪同，注意患者的呼吸心率表现，如有不适立即停止训练。

（王迅　杨帆）

十四、肺癌的手术

经过详细的分期检查以及心肺功能评估，医生可能会建议病期较早的患者接受胸外科手术治疗。时至目前，外科手术仍是最有可能根治肺癌的治疗方式，可使患者获得长期生存。但是，在手术中以及手术后的恢复期，患者可能会面临很多的问题。对于患者而言，到底应该如何抉择，是全面地了解手术的风险及获益后勇敢地接受手术，还是选择像"鸵鸟"似的，把脑袋往土里一扎，大夫说怎么办就怎么办吧。

手术治疗是一件十分精细而复杂的事情，中间有无数个环节可能出现意外。只有医生与患者之间充分地沟通交流，密切地相互配合，才有可能达到最佳的效果。患者如果只是闷着头听之任之，一旦出现意外情况，便会突然之间慌了手脚，并可能对疾病的康复造成负面的影响。

在此还是建议各位患者，在决定手术治疗之前与医生进行充分地交流与沟通，仔细了解自己的病情，在充分评估的前提下，再决定是否进行手术治疗，以及选择合适的手术方式。

本部分会把一些基础的知识为读者进行介绍，但真正进行手术时，还是需要患者充分地和自己的主诊医生进行沟通，决定最终的手术治疗方案。

1. 肺部手术是"大手术"吗

我们需要先明确一下，什么是"大手术"。老百姓说的"大手术"一般具备以下几个特点。首先，是手术时间比较长，一做就是几个小时、十几个小时乃至几十个小时；其次就是手术中风险比较高、操作比较复杂，比如需要进行血管吻合、气管重建、消化道重建等操作；再次就是手术后可能出现较为严重的并发症，又或是手术后需要较长时间身体才能恢复。

依照这个定义，无论是从手术中面临的风险与挑战来看，还是从手术后可能出现的不适及严重后果来看，肺癌的手术都算是大手术。

首先，从操作最为简单、对患者损伤最小的楔形切除到复杂的气管、血管成形手术，肺部手术的时间一般都在 1 小时以上，常规的手术时间都需要 2~3 小时。

如果涉及复杂淋巴结清除、血管重建、气管重建等情况，则可能需要4~5小时。如果手术中还需要对周围受肿瘤侵犯的组织进行切除，例如行部分心房切除，10余小时也有可能。所以，从手术时间上看，肺部的手术实在不算简单的小手术。

其次，从手术过程看，肺部手术需要处理肺脏的动脉和静脉，相较其他部位的血管，肺部的血管更为粗大，血流量大，变异复杂，分支繁复，一旦出血，十分危急；在切除范围上，为了避免切除过多的肺组织，避免手术后过多地影响患者的呼吸，手术时常需要精细的解剖，甚至血管、气管重建，以求在保证肿瘤根治性切除的同时，尽可能多地保留肺组织，这就为手术带来了极大的挑战；肺癌根治手术除了切除病变的肺组织，还应进行规范化的淋巴结活检或清扫，淋巴结同样位于各大血管旁，根治性的清扫常常伴随着大血管出血的风险；肺脏又毗邻心脏，手术中的牵拉、挤压刺激很可能影响心脏的搏动，是手术中的主要风险之一；呼吸、心跳这两个生命最为重要的生理活动在手术中均面临潜在的风险，精细解剖、避免意外出血等情况又给手术带来了极大的挑战。所以，从手术中面临的风险和挑战看，肺部手术也属于"大手术"。

从手术后的恢复角度来说，胸科手术后的患者，往往需要面对疼痛的问题。相较其他器官、其他部位的手术，胸科手术后的疼痛更为明显，程度更为剧烈，给患者的躯体、精神都带来更大的负担；而胸科手术后呼吸道的管理又十分重要，需要患者反复咳嗽、咳痰，并加强活动，以求将气管内分泌物排出，促进肺脏复张，但严重的疼痛往往会限制患者活动及咳痰动作，导致肺复张不佳，进而导致发热、感染等情况，影响患者的康复。患者胸科手术后也常易并发心律失常，大约10%的患者会面临术后心脏异常跳动，严重者甚至会出现血压、循环异常，危及生命。肺部手术后的急性呼吸功能异常、深静脉血栓的发生也并不罕见，这些都可能严重影响患者的健康乃至生命安全。所以，从术后的恢复及可能的风险角度来说，肺部手术也是"大手术"。

2. 什么是肺癌根治术

肺癌根治术从字面的意思来理解，即为将肺癌全部切除的手术。何为肺癌的全部切除？除了将肺脏上的肺癌组织、癌症组织周围的肺组织，以及可能出现转移的区域性淋巴结组织在肉眼可视条件下完全切除，还应保证在显微镜下也没有癌细胞残留。

具体在肺组织切除范围方面，肺癌的几种手术切除方式包括：一侧全肺切除、多个肺叶的切除、某一肺叶的切除、肺段切除或楔形切除；在淋巴结清扫方面，至少应包括三站纵隔淋巴结以及三站肺内淋巴结，并且应该尽可能地将所有可疑转移的淋巴结进行切除。这样才可以称之为肺癌根治术。肺的淋巴分布在第二部分中已经提过，其中第 2 组至第 9 组淋巴结被称为纵隔淋巴结，清扫患侧的包含第 7 组淋巴结在内的三组淋巴结也被称为清扫三站纵隔淋巴结。同理，第 10 组至第 14 组淋巴结为肺内淋巴结，肺内淋巴结也应达到三站清扫。

　　根治性的肺癌手术，在显微镜下没有残留，主要表现在气管/支气管的断端没有癌细胞，血管的断端没有癌细胞残留，肺脏的切缘上没有癌细胞残留；在淋巴结方面，应该保证最高水平一组淋巴结是没有癌细胞转移的，所有切除的转移淋巴结，其淋巴结外膜没有受到癌组织侵犯，即"无包膜外侵犯"。

3. 做了肺癌根治术，是不是肺癌就得到根治了

　　在此，我们还是要对"根治"做一个定义。根据现有的相关研究，一般认为，如果肺癌根治术后 5 年，疾病还没有复发，就考虑这个疾病在以后的时间里复发的概率大大降低了。但很不幸，并不是所有做了肺癌根治术的患者都可以达到肺癌根治的效果。其中一部分患者，仍可能在几年之内出现肿瘤的复发、转移。这主要与肺癌的病理类型、病理分期、基因情况及其他一些高危因素息息相关。

　　从病理类型上来讲，如果患者的肺癌类型为小细胞肺癌（在二十八部分还将进一步阐述），那么即使是非常早期的病变，并且进行了上述的根治性手术，复发的概率仍旧很高。而对于非小细胞肺癌，特别是非小细胞肺癌中的肺腺癌，其根治效果还与更细致的病理亚型相关。

　　从病理分期来讲，越早期的病变，肺癌根治术后可能获得根治的概率也就越大。对于肺原位癌，接受肺癌根治术应该可以达到 100% 的根治，而对于从 I 期到 IV 期的肺癌（肺癌的分期我们将在第二十部分进行详细的阐述），只要存在浸润性成分，术后均有不同程度的可能性出现复发。一般来说，恶性程度越高、分期越晚，术后出现复发转移的可能性越大。同时也与患者自身的年龄、一般身体状况有一定关系。时至目前，仍然没有十分有效的办法来预测复发的出现，所以定期的复查随诊十分关键。

　　从基因的角度，对于携带一些突变基因的患者，在根治性手术之后，如果继续口服靶向药物，可能会影响肺癌手术后的复发。

　　肺癌的复发还与一些高危因素密切相关。从病理层面，如果存在脉管癌栓、肿瘤神经侵犯，或者存在肿瘤气腔播散、胸膜侵犯等，肺癌更易复发；从手术层面，如果因为患者心肺功能无法耐受等原因，最终选择进行比预计肺切除范围更小的手术，术后复发风险可能会升高。

4. 手术选择微创还是开胸，微创手术选择几个孔更好

　　在与患者的交流中，发现人们对微创手术存在一个误区——认为微创手术的意思就是从内在到外在全部都"微创"，就好像上午做了手术，下午就能正常上班了。虽然有些夸张，但确实有将"微创"误解为"无创"的苗头。而实际上，无论是"微创"还是"开胸"手术，手术需要切除的范围都是一样的，都要保证上文提到的"肺癌根治术"所要求的切除范围。

　　为了让读者对微创手术有更好的理解，还是要简单讲一讲胸外科手术的历史。曾经的开胸手术切口，是一个从前胸开到后背的巨大切口。为了将肺脏暴露得更加清楚，手术需要切断胸部的肌肉，甚至还要切除一根肋骨。手术结束后，再将所有的切口缝合起来。随着科技的进展以及外科技术的提高，胸外科的手术切口逐渐从几十厘米缩短到十几厘米，也不再切除肋骨了，但是仍需要用外科器械将两根肋骨间的空隙撑开，这仍然会给患者带来很大的创伤，并引发显著的术后疼痛。随着胸腔镜的问世以及胸腔镜器械的逐步应用，手术切口可以从十几厘米缩短到几厘米，但是需要增加几个辅助的 1~2cm 的小切口。根据所有切口的数目，胸腔镜手术可以分为单孔、两孔、三孔及四孔手术。由于通过胸腔镜可以清楚地看到胸腔内肺脏及周围组织器官的情况，又可以依靠胸腔镜器械进行操作，所以不再需要用器械将肋骨间隙撑开了，患者的创伤和术后疼痛也因此得到改善。在满足手术安全性、肿瘤根治性的前提下，外科医生在不断努力减少外科手术的创伤，这也很大程度上依赖外科器械的持续改进。但必须承认，时至今日微创手术尚不能胜任所有肿瘤的切除，特别是一些肿瘤侵犯大血管或周围重要脏器的复杂高难度手术，开胸手术仍处于不可替代的地位。如果患者的肿瘤情况允许进行微创手术，接受胸腔镜手术治疗确实是比较适合的选择。

　　上文提到了，胸腔镜手术切口有单孔到四孔之分，外科医生会根据患者病情需要，结合自身操作习惯进行选择。但根据目前的研究，在治疗效果、术后康复等方面，几种方式并未被证实有显著差异。选择几个孔的胸腔镜手术，主要看医生熟悉哪种风格。几个切口更多的是外观的区别，而在胸腔内，无论哪种方式都

需要符合规范的肿瘤根治手术原则。再通俗一点,"孔"越少,其外在可能更加"微创",而其内在,对肺脏以及周围的淋巴结,创伤是一样的。仅仅为了实现单孔胸腔镜手术而在肿瘤根治性原则上妥协,是不符合肿瘤外科手术原则的,是不可取的。

5. 肺癌手术选择局部切除还是肺叶切除

肺脏是呼吸系统的重要器官,切除部分肺组织可能一定程度上影响患者的呼吸功能。那么,是不是肺组织切得越少越好?但是肺癌又是很严重的恶性肿瘤,为了切除更干净,是不是肺组织切得越多越好?面对肺切除范围问题,患者难免会在上述两个方向摇摆不定。肺癌手术到底如何兼顾患者的生活质量和根治效果?

先解释一下何为局部切除,何为肺叶切除,并借此机会介绍一下联合肺叶切除、袖式切除和全肺切除。

局部切除是肺癌手术中切除肺组织最少的手术方式,又分为楔形切除和肺段切除。楔形切除无须解剖支气管、肺血管等组织结构,只需要以所要切除的病灶为中心进行肺组织切除,是一种相对简单的手术方式。楔形切除也有范围要求,须保证切除的边缘距离病灶大于2cm或者大于病灶的尺寸。楔形切除的优点是简单易行,创伤较小。但其缺点在于难以对肺内淋巴结进行充分的清扫。肺段切除是一种解剖性切除方式。基于肺脏的解剖,每一个肺叶根据血管、支气管的走行,分为多个肺段。肺段切除是将靶肺段的相关血管、支气管切断,切除病灶及所在肺段的全部肺组织。肺段切除的优点在于可以切除位置较深的肺部病灶,并可以清扫该肺段的淋巴结。其缺点在于在操作相较楔形切除更为复杂,切除的肺组织也更多。

肺叶切除是目前常规条件下肺癌治疗的标准手术方式,即切除肺癌病灶所在的肺叶,并进行纵隔淋巴结清扫,以达到对肿物和纵隔、肺门以及肺内淋巴结的彻底切除,相比肺段切除要切除更多的肺组织。

联合肺叶切除、袖式切除和全肺切除常用于某些位于特殊部位肿瘤的切除,例如肺门区肿瘤、同时侵犯多个肺叶的肿瘤等。对于这些特殊部位的肿瘤,单纯的一个肺叶切除不能达到彻底地切除肿瘤,这就需要对多个肺叶进行切除(联合肺叶切除),或者将病变肺叶切除后将没有病变的肺叶重新缝合起来(袖式切除),或者将一侧的所有肺叶全部切除(全肺切除)。这些手术方式无论是从切除范围、手术操作难度，还是从术后并发症发生率来讲，都比肺叶、肺段、楔形切除更富有挑战性。外科医生做相关手术方案决策时，也会更加慎重。

至于到底如何决定手术切除的范围，一般来说主要根据两个方面的情况决定，第一是患者自身的情况，第二则是肺部肿瘤的情况。

具体来说，从患者自身出发，如果患者心肺功能欠佳，可能耐受不了较大范围的切除，或者预计手术后并发症发生风险高，就有可能采用妥协性局部切除手段。

而从肺部肿瘤的角度，如果病变在影像学上即表现出惰性病变或者癌前病变特征，局部切除手术即可以达到根治性治疗目的，就可以考虑尽量少地切除肺组织，选择局部切除方式。或者双肺多发病变，需要为将来的手术留存更多的肺功能，也可能采取局部切除的治疗策略。

6. 高龄患者可以做手术吗

年龄因素并不是手术的绝对禁忌证。我国目前对老年人的划分标准为 65 岁，而高龄的标准并没有一个绝对的定义。一般年龄高于 70 岁的患者，被认为是高龄患者。我们通常认为高龄患者手术风险高，主要是因为随着年龄的增长，患者合并各类心、肺、脑基础疾病概率增加，从而影响患者心肺功能。如果患者心肺功能良好，没有什么基础疾病，喜爱运动，可以完成旅游、爬山等活动，尽管年龄较大，仍然可以考虑进行手术治疗。但如果患者本身合并慢性阻塞性肺疾病、高血压、冠心病等慢性疾病，就算并非高龄，手术时也应更加谨慎。

当然，随着各类微创技术的出现，在保证手术安全的情况下，微创手术可缩短手术时间，又可以减少切口创伤，更有利于老年患者的术后恢复。我们也推荐在这种情况下为老年患者实施胸腔镜手术。

7. 手术会给生活带来哪些影响

首先，在呼吸功能方面，患者在术后短期内可能会有轻度的"憋气"感觉，因为手术切除了一部分肺组织，客观上会影响患者呼吸功能。术后肺功能虽然可以通过体育锻炼得到一定程度代偿，但已经切除的肺组织却无法再生，手术切除的肺组织越多，患者手术后肺功能的损失越大。好在大部分人的肺功能储备远高于日常需要量，术后通过加强肺功能锻炼，尽快使残存健康肺组织代偿损失的部分肺功能，不会对患者术后日常生活造成过大影响。但是对于全肺切除的患者，术后肺功能受损情况就更严重一些，可能术后长期不能进行中等强度以上的活动，稍微剧烈一点的运动都可能引起"憋气""心悸"等不适。

其次，胸部手术之后，患者往往会出现不同程度的疼痛症状。这种疼痛、不适感觉可能持续较长时间，少部分患者的症状甚至会伴随终身。所以胸外科医生在决定肺切除手术之前，需要非常慎重地评估手术的必要性，在手术受益明显超过风险和代价时才决定实施手术治疗。

再次，就是手术对患者心理的影响。对于一些影像学表现为惰性肿瘤或者癌前病变的患者，在手术切除以前，虽然知道肺里有一些"病变"，但是毕竟没有病理确诊，还觉得自己是一个"健康人"。而手术之后，一旦病理确诊为"肺癌"，即使是非常早期，甚至只是癌前病变，患者仍可能有较大的心理负担，整日以"癌症患者"自居，精神面貌较术前有非常大的变化。其实，这大可不必。患者应该更加深入地了解疾病特点，必要时寻求家人、病友、临床医生，甚至专业心理医生的帮助，做到客观、科学、理智地面对疾病，摆脱不必要的恐惧心理，积极地面对生活。

最后，不得不提的是，胸部手术作为涉及呼吸、循环两大基础生理功能的手术，其风险具有一定的不可预知性。即使是切除范围很小的手术，也有可能在手术后出现各种并发症。这些并发症会给患者的术后生活和整个家庭带来各种各样的影响。

（赵大川　阎石　吴楠）

十五、术后常见不适与处置

1. 为什么手术后这么疼

手术过程中用了强效镇痛药以后，全麻患者在手术过程中是感受不到疼痛的。但术后随着麻醉效果消退，疼痛的感觉会逐渐出现，甚至突然袭来。

多种因素影响术后疼痛的发生，例如手术切口、电刀烧灼、肌肉的牵拉以及手术后产生的炎症因子等因素都会使患者产生术后疼痛感。切口越大越长疼痛感就越显著，但疼痛是一种主观感受，除了和手术切口大小相关以外，还有很大的主观感受差异。同一种手术，不同的患者感觉是不一样的，甚至同一位患者先做一侧再做另一侧，手术后疼痛的感觉也不尽相同。

不同患者对疼痛的耐受程度有差异，医生如何判断是否要给患者加用镇痛药呢？可以根据疼痛分级来判断，简单来说，疼痛分级是根据患者的主观感受来判断疼痛程度的。比如轻度疼痛被定义为：平卧时无疼痛，翻身咳嗽时有轻度疼痛，但可以忍受，睡眠不受影响。重度疼痛被定义为：静卧时疼痛剧烈，不能忍受，睡眠严重受干扰，需要用镇痛药。

应对术后疼痛通常有以下几种常规办法。

（1）镇痛泵：一般是麻醉科医生根据各种麻醉药的特点，将各种麻醉药配制成能够镇痛的"鸡尾酒"。几种镇痛药混合在一起，可以起到增强镇痛效果、减少不良反应的作用，符合"按需镇痛"理念。简单来说，镇痛泵是将几天的镇痛药量存在一个小瓶子中，以恒定速度释放，维持镇痛药在机体中相对恒定的浓度。如果术后突然感觉伤口疼痛难忍，这时按下镇痛泵的开关还可以追加一定剂量镇痛药，加强镇痛效果。

（2）镇痛药：术后早期几天切口疼痛往往较为显著，手术医生通常会根据手术切口大小及疼痛程度，开出每天固定剂量的镇痛药。个别患者夜间入睡时感觉伤口疼痛明显，还可以临时再加用镇痛药，通常会换成另一种药理作用且快速起效的镇痛药。

（3）局麻药：肺部手术还可以局部加用局麻药，对肋间神经进行短期麻醉，一定程度上可以缓解肋间切口的疼痛。

2. 为什么医生不建议术后长期卧床休息

长期卧床是有弊端的。明明刚做完一台大手术，伤口疼，躺久了腰酸背疼，全身上下哪儿都不舒服，引流管都还没拔呢，为何医生护士老是过来要患者"动起来"？为什么医生不建议术后长期卧床休息呢？那是因为躺久了会增加术后并发症的发生率。一方面，卧床时间长会导致下肢血液循环变缓，增加下肢静脉血栓形成的风险。下肢静脉血栓形成是一个非常危险的并发症，一旦血栓脱落，脱落的血栓可随血液循环进入肺动脉引起肺栓塞，严重者直接引起心力衰竭、呼吸衰竭及猝死。另一方面，肺部手术后如果卧床时间过长，容易引起坠积性肺炎、肺不张，增加术后肺部感染的风险。

下地活动有很多好处。术后早期下地活动可促进全身血液循环，可避免坠积性肺炎发生，可预防肺不张、深静脉血栓形成，促进术后康复。所以，医生评估后会建议能下地活动的患者尽早下地活动，不要因为疼痛或者觉得自己刚做完手术要休息就躺着不动，那等于自己放弃了快速康复的机会。术后早期如果实在不能下床，可以先适当地在床上活动，再逐步恢复下地走动。

3. 为什么还有引流液渗出，医生就要拔除胸管了

引流管是很多手术都需要的，主要起引流和观察的作用。肺部手术后放置胸腔引流管（简称胸管）的主要目的是：引流胸腔积液，排出胸腔积气，观察胸腔情况。虽然手术时医生已经把胸腔"打扫"干净了，但术后不可避免地会有创面渗出液。若等机体自行吸收这些渗出液往往需要很长时间，并且术后早期要观察胸腔积液的性状，判断有无出血等术后并发症。通过放置胸管就可以同时达到排出胸腔积液和观察积液性状这两个目的。医生还可以根据胸管波动情况判断有没有术后漏气的情况发生，如果有明显的漏气就不能过早地拔除胸管，以免张力性气胸发作。

如果术后医生通过观察发现胸管没有明显漏气，每天胸腔引流也不多，那就可以拔除胸管了。但临床上经常碰到患者问："为什么我还有引流液渗出，医生就要拔除胸管了？"其实，即使是正常胸腔也多多少少会有一定量的积液存在，只不过在没有胸管的时候，胸腔产生的液体会被吸收，从而保持胸腔内的平衡。但当胸腔内有胸管时，胸腔积液就很容易经胸管引流至体外，导致胸管中不断有积液引出。因此，每天胸腔引流量达到一定标准就可以拔除胸管，而不需要等到完全没有引流液渗出的时候再拔除，后者反而增加术后的康复时间。

4. 其他人都拔除胸管了，为什么我的胸管还不拔除

关于胸管，患者经常问医生的问题还有："其他人都拔除胸管了，为什么还不拔除我的胸管？"其实，手术切口看起来一样，但患者的病情并不相同，手术内容不一样，手术切除的范围也不相同。而手术创伤程度、术后康复速度等因素都会影响患者术后拔管的时间。

拔管是要讲究时机的，不适合拔的时候急着拔，可能导致术后胸腔积液、气胸，甚至需要重新置管，反而增加患者痛苦，也不利于术后康复。因此，只是简单地看到表面现象，觉得"其他人都拔管了，我还没有拔管"，这种想法过于片面。手术医生希望所有患者都能顺利拔管出院，在这一点上，医生的初衷和患者是一致的。但是，胸管不是越早拔就越好，而是要评估拔管的时机是否成熟，只有时机成熟才能做到更安全地拔除胸管。

5. 胸腔引流液变成乳白色是怎么回事

术后胸腔引流液通常是淡红色的，但如果出现像牛奶一样的乳白色胸腔引流液，可能意味着遇到了较为少见的并发症：胸腔乳糜漏。乳糜漏其实是淋巴漏的一种，因为肺癌手术需要做淋巴结清扫，手术操作过程中可能会意外损伤胸导管。胸导管是全身淋巴循环进入静脉系统前一个管径较粗的管状结构，如果这个结构损伤了，就容易导致乳糜漏。肠道吸收的乳白色淋巴液本来应该通过胸导管回流至静脉系统，结果因为手术损伤大量从胸腔漏出，导致我们所看到的胸腔引流液变成乳白色的现象。如果乳糜漏的液体量比较大，会导致损伤部位不容易愈合，更导致乳糜漏持续时间延长。

6. 心脏砰砰乱跳，那是房颤

在手术前，很多患者觉得自己心脏功能挺好，但做完手术就感觉心脏经常砰砰乱跳。这有可能是遇到了术后常见的并发症——房颤。房颤是心律失常的一种，正常人心房跳一下，心室跳一下，产生一次脉搏，而发生房颤的时候，心房砰砰乱跳几下才有一次传导给心室，所以会产生节律紊乱的现象。有些患者可自己感觉到心律紊乱，以及由此带来的不适。除了不适，房颤持续发生还会影响心率、血压，时间长了还容易诱发心房血栓形成，导致更危险的并发症。

7. 手术后伤口长不好，危险大不大

手术后伤口长不好，虽说是常见问题，但对患者的影响却不小。影响术后伤口愈合的因素很多，常见的有脂肪液化、局部炎症、缝合因素、血糖控制不佳等。

手术切口一般是分层缝合，负责密闭胸腔的肌肉层通常是单独一层缝合，皮肤和皮下脂肪另外缝合一层。手术后伤口长不好通常是指皮肤及皮下脂肪层不愈合或者延迟愈合，需要清创、换药等处理才能促进伤口愈合。好在处理皮肤和皮下脂肪层伤口时，一般不影响胸腔内的情况，不容易出现危险。

8. 术后出现下肢深静脉血栓怎么办

术后如果不幸出现下肢深静脉血栓，那就比较被动了，我们不知道血栓什么时候可能脱落，会脱落多少，会造成多大程度的肺动脉栓塞。面对下肢深静脉血栓，我们不能抱侥幸心理，要积极处理该并发症。首先是避免下肢大幅度的运动，防止血栓突然脱落；其次，评估病情能否应用抗凝药，改善机体的高凝状态；最后，还需要请血管外科或介入科会诊，评估是否需要放置下腔静脉滤网，阻拦住随时可能脱落的下肢深静脉血栓，避免血栓进入心脏引起肺动脉栓塞。

9. 吃止疼药影响伤口愈合吗

前面说到，影响伤口愈合的主要影响因素有脂肪液化、局部炎症、缝合因素、血糖控制不佳等。目前常用的止疼药不会影响伤口愈合，担心止疼药影响伤口愈合其实不如关注一下血糖，糖耐量减低或者糖尿病的患者需要"管住嘴，迈开腿"，不要让血糖过高，伤口愈合的问题交给外科医生来处理就好。

（杨杰　傅睿　钟文昭）

十六、病理报告的解读

1. 病理报告建议加做免疫组化，应该怎么办

首先这个问题的答案是"应该做"，如果医院不能做，应该借出病理切片去有能力进行免疫组化的医院病理科做。

对于病理科医生，判断肿瘤组织的性质是非常复杂的。首先病理科医生会将所有组织切片放在显微镜下寻找存在癌细胞的证据。癌细胞在显微镜下通常有很多特征，病理科医生会如大海捞针一般在大量细胞中找到这些异常细胞。接下来病理科医生会借助很多不同的染色方法，来评价这些异常细胞的性质。就像超声、X 线片、CT、磁共振是临床医生鉴别疾病的武器一样，各种特殊染色是病理科医生鉴别这些异常细胞的武器，其中免疫组化就是一种特殊的染色方法。这种方法会检测细胞中一些特殊的代谢产物，病理科医生会根据这些代谢产物判断癌细胞的分型，从而准确地做出病理诊断。因此，如果病理报告建议加做免疫组化，最好能够按照建议加做来更准确地判断病理结果或肺癌的详细分型。

2. 哪些需要化疗，哪些不用，该听谁的

在回答这一问题前，必须强调，是否化疗不能仅凭病理报告就做出决定，需要综合考虑患者的全身情况及病情。另外，术后辅助治疗的科学研究是持续进行的，治疗方案也是持续更新的，本书能够提供的信息相较最新的临床研究必然是落后、片面的。因此，是否化疗的决定应该是患者和医疗团队一起做出的。本书仅做简单的解读，使读者对后续治疗方案有一定的心理预期，并提醒读者，病理结果对于后续治疗非常重要，获得病理报告后务必请医疗团队进行评估。

从病理报告上，可以关注肿瘤的大小、类型及淋巴结的转移情况。首先，如果肿瘤类型是"小细胞肺癌"，那么通常后续需要进行化疗。对于非小细胞肺癌患者而言，是否接受化疗需要考虑：①是否接受了标准的根治手术治疗；②肿瘤的病理分期；③肿瘤的基因突变状态；④患者的身体状态。通常情况下，接受了标准的根治手术并完全切除肿瘤，术后病理分期为ⅠA 期的患者是不需要术后化疗的；而当分期为ⅠB 期且存在一些肿瘤复发的高危因素时，是否化疗是存在争议

的，这种情况下，建议患者一定与主管的专业医生共同协商；当分期为ⅡA期及更严重的分期且患者没有靶向治疗的基因靶点时，通常医生会建议进行化疗。

3. 病理结果诊断不明确，该怎么办

通常情况下，病理结果能够给患者明确的诊断。但是有小部分肿瘤表现并不典型或者是极为罕见的病理学类型，此时，就需要到更加权威的医学中心获得更专业的会诊。医院的病理科均可外借切片到外院会诊，与主管医生充分交流、沟通后，可以将病理切片借出，到更为权威的医院病理科会诊。

4. 什么是基因检测，基因检测有哪几种方法

恶性肿瘤的出现，追根溯源是细胞的基因发生了改变。基因检测是通过提取DNA检测恶性肿瘤细胞的基因变异。根据这些基因改变，可以选择"精准打击"的靶向药。本书在第三部分已经介绍了液体活检的概念，通过血液等体液可以捕捉肿瘤释放到体液中的DNA，此处不多做介绍。如果已经获得了组织标本，建议使用组织标本进行基因检测。目前基因检测有扩增受阻突变系统（ARMS），数字PCR（dPCR），二代测序（NGS）等多种检测方法。基因检测通常会检测多种基因变异，这些基因变异与在研或在售的靶向药相关，可以指导靶向药用药。

5. 免疫检测都有什么

免疫治疗是目前肺癌领域最新兴的治疗方向。癌细胞在生长过程中，会产生"欺骗"人体免疫系统的方案，从而逃避被免疫系统消灭的命运。免疫治疗"釜底抽薪"，使癌细胞逃避免疫的方案失效。如同靶向药针对特定基因变异，免疫治疗也有可以检测的代谢产物，目前最常用的是程序性死亡蛋白-1（programmed death-1，PD-1）及其配体（programmed death ligand-1，PD-L1），检测这些产物能够辅助评估免疫治疗方案。除此之外，医生还会参考肺癌的肿瘤突变负荷（tumor mutational burden，TMB）。但是目前这些检测对免疫治疗有效性预测的结果都不令人满意。随着免疫治疗的发展，后续可能会出现更多免疫检测的内容。

（王迅　杨帆）

十七、术后的随访

患者在肺癌治疗时往往存在一个误区，认为只要做了手术，肺癌就彻底治好了。如果自己感觉手术后恢复得不错，或者对医院存在一定的恐惧，担心"病越看越多"，就不愿意再去医院复查了。

这当然是不对的。虽然对于部分早期的患者，根治性的肺癌切除手术确实可以达到治愈的效果，但是胸部手术后患者的肺功能锻炼对于术后康复十分重要。术后 1 个月时于胸外科及时就诊，根据手术后的检查结果在外科医生的专业指导下进行肺功能锻炼，将对手术后的肺功能恢复有很大帮助。如果患者术后没有遵嘱返院就诊，采取错误的"养病"模式，将对患者的术后生活产生不利的影响。

肺癌作为一种恶性程度较高的肿瘤，容易出现复发和转移。对于接受手术治疗的非早期患者，规律的随访也可以及早发现复发、转移征象，使患者及时得到治疗，避免延误病情，影响患者自身的健康与寿命。

1. 手术后的复查应该怎么做，有什么项目

对于接受胸科手术的患者，均建议在手术后 1~3 个月进行第一次复查。

这次复查的目的主要包括两个方面，一方面是对手术后恢复的情况进行评价，另一方面是对手术确诊肺癌的患者进行术后全方位的评估，留作术后"基线"资料。在后续的随访过程中如果出现可疑复发、转移的现象，可以和手术后的首次检查进行对照，以协助判断是否真的出现了复发、转移。

在术后 1 个月之内，还有一项工作需要完成。随着微创手术技术及快速康复理念的普及，现在患者术后住院时间比较短，通常在患者出院时很难将全部的术后病理结果回报给临床医生。术后 1 个月内，还需要外科医生根据病理报告的结果，决定后续的随访、治疗方案，并详细地告知患者和家属。根据术中及术后病理的情况，如手术后不需要进一步治疗，会建议患者根据病理情况选择每 3 个月或 6 个月复查随访一次，直至术后 2 年，再根据病情考虑是否可以延长随访时间间隔。但如果在随访检查中发现一些难以判断病情是否有变化的情况，就需要缩

短随访时间间隔，及时发现病情变化，以免延误病情。

术后 1~3 个月复查时，医生还需要根据患者的检查结果评估患者术后肺功能的锻炼情况，是否通过适当的肺功能锻炼使胸腔积液得到很好的吸收，残存的肺组织是否充分复张，从而对切除的肺组织有一定程度的代偿。如果患者存在上述术后康复方面的问题，医生需要给予解答并给出建议。

术后检查的内容以胸部 CT 为主，同时辅以腹部超声和双锁骨上淋巴结超声，必要时还需要结合血液肿瘤标志物、骨扫描，甚至 PET/CT 检查。对于不排除脑转移风险的患者，建议每年进行一次颅脑磁共振检查。

在复查就诊时，除去上述的检验、检查，医生还会对患者的生活方式、吸烟情况进行询问和建议。一般说来，强烈建议肺癌患者严格戒烟，生活方式上则建议多食用新鲜的水果、蔬菜，规律作息，适量运动等。

2. 术后第一次复查 CT 就报告淋巴结肿大，是复发了吗

手术后，尤其是手术病理确诊肺癌之后，很多患者都会有较大的心理压力，变成了"惊弓之鸟"，从害怕患癌变成了恐惧癌症复发。术后第一次复查胸部 CT，有时 CT 报告会描述"纵隔肿大淋巴结"，难道这么快就复发了吗？

这就要从手术的操作流程说起。肺癌的根治手术除了肺部病灶的切除，还要进行纵隔淋巴结的活检 / 清扫。而在淋巴结活检 / 清扫后，会在原淋巴结的所在纵隔区域留下一个空腔。这时外科医生可能会将一些可吸收的止血材料填充进去，起到止血效果。术后首次复查的时候，止血材料并没有被完全吸收，就形成了 CT 上所见的"肿大淋巴结"。如果是这种情况，待下一次复查时，所谓"肿大淋巴结"就很有可能被吸收了。

其实不光是淋巴结，术后早期 CT 检查可能会有多种异常的影像学表现，但是这些异常大多数情况下并不是复发的征象。例如，有的患者术后 CT 报告提示"吻合口增厚""异常结节"等。大部分情况下，这些异常可能是手术留下的一些印迹。医生在看到这些术后复查 CT 报告时，会结合手术情况、术后病理提示的肿瘤病期情况进行综合考虑。

所以，对于术后早期，特别是首次复查时发现的"异常情况"，需要医生帮忙进行专业性解读，在自己非专业的理解下过度地紧张、焦虑是不必要的。

3. 术后复查超声报告淋巴结增大，是复发了吗

对于术前尚未发现淋巴结肿大，术后首次复查就出现淋巴结增大，和上一个问题类似，一般来说并不能武断地判断为肿瘤复发、转移，仍需要定期的随访观察来做进一步判断。

如果淋巴结增大是术后随访数个月甚至数年后发现的，就需要结合多个维度信息来分析淋巴结增大的原因与临床意义。

首先，我们还是要根据肺癌本身的分期、病理报告的情况来进行判断。如果病理上仅仅是原位癌或是微浸润癌，肿瘤活性表现为惰性特征，其复发风险极低，这种情况就可以放心地进行定期随访。如果病理上分期偏晚，就需要更加警惕淋巴结复发转移的可能性。如果情况允许，需要借助病理活检协助诊断，以免贻误病情。

其次，要看这个"增大淋巴结"到底有多大，是不是有逐渐增大的趋势，形态上是类圆形还是长梭形，这些信息有助于判断淋巴结的性质。如果淋巴结只是轻度增大，并且长期保持稳定，形态上又是长梭形，这些信息都提示该淋巴结倾向于良性。相反，如果淋巴结进行性增大，形态上呈类圆形，就需要警惕复发、转移的可能性。

再次，还要结合其他检查、检验结果进行综合判断。例如淋巴结肿大伴随肿瘤标志物增高，PET/CT 提示该淋巴结代谢活性增加，或同时存在其他可疑复发、转移病灶，就更倾向该肿大淋巴结为恶性，需要进一步进行病理学确诊。

最后，增大淋巴结的病情判断还需要结合患者的近期病史，分析可能的病因或诱因。有时患者随访发现的淋巴结增大可能和近期感染相关，例如近期牙龈炎，也可能导致颈部淋巴结增大，或者某些肺部感染也会引发胸腔内淋巴结增大。这种情况下，更需要医生结合病史、体检、实验室检验及影像学检查进行综合判断。

（赵大川　阎石　吴楠）

十八、中医中药的应用

1. 不可自行购买市面上的中成药抗肿瘤

中成药种类繁杂、疗效迥异，若选用得当，会有一定疗效；反之，轻则浪费药品或者错失疾病的最佳医治期，重则伤害机体甚至加重病情。

合理使用抗肿瘤中成药必须以辨证论治为前提，同时需要考虑药物偏性对人体的作用。常有患者或家属自购中成药抗癌，他们之所以能够放心大胆使用中药，主要是因为没有认识到药物偏性。我们不能只重视西药的不良反应，而忽视中药的副作用。此外，中医认为如果药物之偏性与人之偏性在质的方面不对应，不但无疗效，还会产生副作用。

中成药一般都有使用禁忌，比如怀孕、饮食禁忌、体质禁忌等，也就是说，某种中成药有的人能用，有的人不一定能用，因为个人情况不同。这就需要在医生的指导下合理用药，而不是自行买一种市面上的中成药吃。

2. 中医中药的作用有哪些

首先，中医中药可以减轻患者的心理压力。癌症治疗是个缓慢的过程，而化疗、靶向治疗后的不良反应更是令患者担忧。中医中药能够提升癌症患者应对治疗的信心，减轻心理压力，进而提升生活质量。

其次，中医中药可能对改善癌症治疗引起的不良反应有所帮助。许多人因不能承受化疗、靶向治疗产生的不良反应而无法继续治疗，这会严重影响患者的治疗效果。因此，为了提高治疗效果，减少药物不良反应，可选用适宜的中药制剂联合治疗。

最后，中医中药或能帮助减轻癌痛。中医中药比如内服、外敷中药，针灸治疗等，遵循病因病机，结合患者的自身情况，与止痛药配合使用，可增强止痛药的疗效，减少止痛药用量，减轻其副作用，是癌性疼痛综合治疗中的有效方法。

3. 中医"治本"，可以改变所谓的"癌症体质"吗

治标和治本是老百姓常有的观念。首先，要明确什么是"癌症体质"。是指遗传上容易患癌的遗传易感性，还是指后天因素影响的容易患肿瘤的体质，抑或是指患癌后消瘦、食欲下降等恶病质的表现？癌症体质的定义原本就是模糊的。专家学者一般不认为中医或者西医能够完全改变所谓的"癌症体质"。对于已经身患肿瘤的患者而言，中医在改善人体症状、调节体质，甚至抗肿瘤疗效上有一定作用，能够改善患者的主观感受。如果得了癌症，第一时间去医院，让专业的医生给出诊疗方案是最明智的做法，切不可抱有"只吃中药就能够治愈癌症"的想法。

（齐一凡　钟文昭）

十九、非小细胞肺癌的分类

1. 腺癌

近年来肺腺癌发病率不断升高，已成为目前最常见的肺癌类型。腺癌发病年龄较小，女性相对多见，常常在有恶性胸腔积液或远处转移之后才出现症状。在致病原因方面，目前认为肺腺癌发病除了与直接吸烟有关，还与外界环境的污染，如被动吸烟、厨房油烟、车辆废气、空气中的微粒等有关系。对于广大女性，无论是受到工作压力、不良生存环境影响，还是受到内分泌激素或情绪的不良影响，都可能增加肺腺癌的患病风险。

肺腺癌可由支气管表面上皮的基底细胞、Ⅱ型肺泡细胞及克拉拉细胞（Clara cell）发生而来。多数起源于较小的支气管上皮，多为周围型肺癌；少数则起源于大支气管。根据浸润程度可分为原位腺癌、微浸润性腺癌和浸润性腺癌。肺腺癌可与其他类型的肺癌形成多原发性肺癌，肺腺癌本身也可形成多原发性癌。

肺腺癌早期一般无明显临床症状，往往在胸部 X 线或 CT 检查时发现，表现为实性、混合性和磨玻璃样占位。早期肺腺癌一般生长较慢，根据影像学中肺部原发灶计算，腺癌原发灶倍增时间约 168 天。但有时肺腺癌在早期即发现血行转移、淋巴转移。在肿瘤标志物及生物学检测中，癌胚抗原（CEA）对肺腺癌的敏感性最高，但各亚型之间无差异。而细胞角质蛋白 19 片段抗原 21-1（CYFRA21-1）及神经元特异性烯醇化酶（NSE）对肺腺癌检测的敏感性和特异性均不高。同其他非小细胞肺癌一样，腺癌的治疗也是在正确定位、定性、定期的基础上进行的多学科综合治疗。晚期、不可切除的肺腺癌患者一线化疗可采用培美曲塞联合铂类方案。肺腺癌表皮生长因子受体（EGFR）基因突变率高，在各类型肺癌中，肺腺癌的靶向治疗进展突出。既往研究表明大部分靶向药物受益者是 EGFR 敏感突变的肺腺癌患者；对于无敏感基因突变的晚期肺腺癌患者也可以尝试进行免疫治疗。

2. 鳞状细胞癌

鳞状细胞癌（简称"鳞癌"）是一种起自支气管上皮，显示角化和／或细胞间桥的恶性上皮性肿瘤。鳞癌曾是最常见的肺癌类型，目前已被腺癌超越。鳞癌尤其好发于 50~70 岁男性，男女之比为（6.6~15）：1。

吸烟、电离辐射（氡及放射性矿）致鳞癌的可能性较肯定，90% 以上患者有长期吸烟史。国内学者曾研究了不同病理类型肺癌与吸烟状况的关系，吸烟者鳞癌比重大于非吸烟者，且吸烟指数越大，肺鳞癌比重越大。

大多数鳞癌位于肺中央区，起自主支气管、肺叶支气管或肺段支气管，约 1/3 肿瘤位于肺周边区。肿瘤常侵犯支气管黏膜，易脱落，可经痰细胞学检查而被早期发现。肿瘤向管腔生长使支气管狭窄、阻塞，会导致肺不张和阻塞性肺炎。周围型鳞癌可发生癌灶中心广泛凝固性坏死，坏死物经支气管引流排出而形成空洞。鳞癌在各种病理类型的肺癌中最容易形成空洞。

组织学上，鳞癌显示角化、角化珠形成和／或细胞间桥，依据这些特点的分化程度可分为高分化、中分化和低分化三级，同一癌组织内可见不同分化程度的细胞。世界卫生组织（WHO）1998 年新病理分型列出了 4 种新的变型：乳头状鳞癌、透明细胞鳞癌、小细胞鳞癌、基底细胞样鳞癌。鳞癌间质中多见纤维组织增生及急慢性炎症细胞反应，癌旁支气管黏膜常有鳞状上皮化生及异型增生。

目前尚无单一的敏感性和特异性均满意的肿瘤标志物指标。但多种指标联合检测可提高检测的灵敏度和准确度，现多用于筛查和跟踪随访及预后评价等。针对肺鳞癌，CYFRA21-1 是目前较有代表性和较有希望的指标。

虽然鳞癌的分化程度不一，但生长速度较缓慢，病程较长。通常先经淋巴转移，血行转移发生较晚。中早期鳞癌治疗方面遵循以手术为主的多学科治疗原则。对于晚期鳞癌患者，综合治疗的收益较单一治疗模式为高。在放射治疗前进行诱导化疗可以起到减轻瘤体负荷作用，也有利于阻断放射治疗期内发生远处转移的风险。

3. 大细胞癌

大细胞癌好发于老年男性，中位年龄约 60 岁，男女之比为（4~5）：1，绝大多数患者有吸烟史。大细胞癌大多数位于肺的周边，但基底细胞样癌除外。

目前认为大细胞癌来自肺内具有多向分化潜能的细胞。其组织学上表现为一种缺乏小细胞癌、腺体或鳞状分化细胞结构特点的未分化癌。由于大细胞癌分化较差，诊断时须先排除鳞癌、腺癌和小细胞癌。大细胞癌曾被分为多种亚型，但随着遗传学、免疫组化的研究以及多种免疫标记物的应用，部分大细胞癌的亚型被重新分类为腺癌、鳞癌、神经内分泌肿瘤等病理类型。未来大细胞癌的诊断还会进一步减少。

此型肺癌较为少见，约半数起源于支气管。细胞大、细胞质丰富、细胞核形态多样，排列不规则。大细胞癌分化程度低，易侵袭和转移，常在脑转移后才被发现，预后很差。

4. 其他非小细胞肺癌

肺癌的组织学类型主要有鳞癌、腺癌、小细胞肺癌等。从临床实践来看，最重要的是区分小细胞肺癌和非小细胞肺癌两大类，这是因为这两类肺癌除组织形态不同外，临床特点、播散方式、对治疗的反应和预后都有显著差别。除鳞癌、腺癌、大细胞癌外，还有以下非小细胞肺癌：腺鳞癌、肉瘤样癌、类癌、涎腺型肿瘤、浸润前病变。

腺鳞癌由腺癌和鳞癌两种成分组成，每种成分至少占 10% 以上，大多数患者有吸烟史，临床表现和生物学行为类似于腺癌。

肉瘤样癌是一组含有肉瘤或肉瘤样成分的分化差的非小细胞肺癌。可细分为多形性癌、梭形细胞癌、巨细胞癌、癌肉瘤和肺母细胞瘤。肿瘤可位于肺的中央或周边，以肺上叶为多。临床上，肿瘤进展迅速，常广泛转移，化疗和放疗的疗效差，预后不良。

类癌是一种由较一致的瘤细胞以器官样、小梁状、岛屿状、栅状、带状、菊形团样排列为特征的神经内分泌肿瘤。可分为典型类癌和非典型类癌。好发于中老年人，无性别差异。多位于主支气管和肺段支气管，偶尔位于肺周边区。约半数患者无临床症状，常通过体检发现。

涎腺型肿瘤是一组主要起自气管和支气管壁小涎腺的肿瘤，这些肿瘤均较少见。良性肿瘤有黏液腺腺瘤、多形性腺瘤、嗜酸性腺瘤和肌上皮瘤，均非常罕见；恶性肿瘤有黏液表皮样癌、腺样囊性癌、上皮 - 肌上皮癌、腺泡细胞癌和恶性肌上皮瘤等。

（王迅　杨帆）

二十、非小细胞肺癌的分期及预后

1. 非小细胞肺癌的早期、中期和晚期是怎么定义的

早期、中期、晚期，是日常生活中大家对肿瘤分期的一些定义。但严格来讲，在医学上没有关于早、中、晚期的明确规定，医学上所用的肺癌分期比这要复杂得多。医学上将肺癌大体分为0期、Ⅰ期、Ⅱ期、Ⅲ期和Ⅳ期，又将之分为ⅠA₁、ⅠA₂、ⅠA₃，ⅠB，ⅡA、ⅡB、ⅢA、ⅢB、ⅢC、ⅣA、ⅣB、ⅣC等更为详细的分类。

如果要进一步详细地解释分期，就要引入三个方面的评估，分别是原发性肿瘤大小与侵犯程度（T）、局部淋巴结转移情况（N）和远处转移情况（M），见表2。而小细胞肺癌和非小细胞肺癌又有一些不同，这里主要阐述非小细胞肺癌的相关病理分期（小细胞肺癌的分期将在第二十八部分阐述）。表3显示的是TNM分期和其对应的肺癌分期。

表2　肺癌 TNM 分期（第 8 版）修订稿详解

T 分期	
T_X:	未发现原发肿瘤，或通过痰细胞学或支气管灌洗发现癌细胞，但影像学及支气管镜无法发现
T_0:	无原发肿瘤的证据
T_{is}:	原位癌
T_1:	肿瘤最大径 ≤ 3cm，周围包绕肺组织及脏层胸膜，支气管镜见肿瘤侵及叶支气管，未侵及主支气管
T_{1a}:	肿瘤最大径≤1cm
T_{1b}:	肿瘤最大径 >1cm，≤2cm
T_{1c}:	肿瘤最大径 >2cm，≤3 cm

T_2:	肿瘤最大径 >3cm，≤5cm；侵犯主支气管（不常见的表浅扩散型肿瘤，不论体积大小，侵犯限于支气管壁时，虽可能侵犯主支气管，仍为 T_1），但未侵及隆突；侵及脏层胸膜；有阻塞性肺炎或者部分肺不张。符合以上任何一个条件即归为 T_2
T_{2a}:	肿瘤最大径 >3cm，≤4cm
T_{2b}:	肿瘤最大径 >4cm，≤5cm
T_3:	肿瘤最大径 >5cm，≤7cm。直接侵犯以下任何一个器官，包括：胸壁（包含肺上沟瘤）、膈神经、心包；全肺肺不张 / 肺炎；同一肺叶出现孤立性癌结节。符合以上任何一个条件即归为 T_3
T_4:	肿瘤最大径 >7cm；无论大小，侵及以下任何一个器官，包括：纵隔、心脏、大血管、隆突、喉返神经、主气管、食管、椎体、膈肌；同侧不同肺叶内孤立癌结节

N 分期

N_x:	区域淋巴结无法评估
N_0:	无区域淋巴结转移
N_1:	同侧支气管周围及 / 或同侧肺门淋巴结以及肺内淋巴结有转移，包括直接侵犯而累及的
N_2:	同侧纵隔及 / 或隆突下淋巴结转移
N_3:	对侧纵隔、对侧肺门、同侧或对侧前斜角肌及锁骨上淋巴结转移

M 分期

M_x:	远处转移不能被判定
M_0:	没有远处转移
M_1:	存在远处转移
M_{1a}:	局限于胸腔内，包括胸膜播散（恶性胸腔积液、心包积液或胸膜结节）以及对侧肺叶出现癌结节（许多肺癌胸腔积液是由肿瘤引起的，少数患者胸腔积液多次细胞学检查阴性，既不是血性，也不是渗液，如果各种因素和临床判断认为渗液和肿瘤无关，那么不应该把胸腔积液纳入分期因素）
M_{1b}:	远处器官单发转移灶
M_{1c}:	多个或单个器官多处转移

表 3　TNM 分期和其对应的肺癌分期

	N_0	N_1	N_2	N_3	M_{1a}	M_{1b}	M_{1c}
T_{1a}	IA_1	IIB	IIIA	IIIB	IVA	IVA	IVB
T_{1b}	IA_2	IIB	IIIA	IIIB	IVA	IVA	IVB
T_{1c}	IA_3	IIB	IIIA	IIIB	IVA	IVA	IVB
T_{2a}	IB	IIB	IIIA	IIIB	IVA	IVA	IVB
T_{2b}	IIA	IIB	IIIA	IIIB	IVA	IVA	IVB
T_3	IIB	IIIA	IIIB	IIIC	IVA	IVA	IVB
T_4	IIIA	IIIA	IIIB	IIIC	IVA	IVA	IVB

如果一定要对早、中、晚期做一个定义的话，可以从治疗方式的选择上加以区分。早期可以理解为病情发现及时，选择局部治疗方式即可；中期可以理解为治疗以局部治疗为主体，但须辅以其他治疗方式进行综合治疗；晚期则不再适合将局部治疗作为主体治疗方式，应以全身系统性治疗作为治疗主体。结合Ⅰ、Ⅱ、Ⅲ、Ⅳ期的医学分期，Ⅰ期应该归为早期，中期应该包含Ⅱ期和一部分病情较轻的Ⅲ期，病情较重的Ⅲ期及Ⅳ期应为晚期范畴。

这种通俗的简易分期仅为了让大家对肺癌的治疗有一个粗略的印象，但是对于回答预后如何这种更加具体而详细的问题，用早、中、晚期的分类标准就很难回答了。后文中我们将用 TNM 分期的分类标准回答预后相关的问题。

2. 非小细胞肺癌的预后如何

事实上，让医生来预测某一位肺癌患者的寿命是很难的。但是，通过对既往接受现代医学治疗的患者生存信息总结出的 TNM 分期，我们可以得到某一分期的患者在确诊肺癌 5 年之后仍然生存的比例，医学上称之为 5 年生存率。例如，对于 IA_1 期的患者，其 5 年生存率约 90%，也就是说 90% 左右的患者存活期可以超过 5 年。而对于ⅢA 期的患者，其 5 年生存率约 40%，虽然相较Ⅰ期患者下降得非常明显，但是仍有超过三分之一的患者 5 年后仍可以很好地生活。

需要强调的一点是，达到上述 5 年生存率的前提条件是患者积极地配合医生的诊治。目前的分期及生存数据是依据 1999—2010 年的资料统计的，相信随着科学研究和医学水平的进步，未来肺癌患者的预后还会优于目前的数据。所以，永远不要轻言放弃，现代医学助力肺癌患者实现长期高质量生存并不是天方夜谭！

3. 肺癌已经被切除了，为什么术后还要反复复查

术后定期复查的主要目的是可以尽早地发现肺癌复发、转移征象。复发的定义是：再次出现肉眼可见的癌组织，或者是缩小稳定的癌组织再次开始生长的现象。复发转移可以出现在原来手术的部位，也可以出现在淋巴结内，也有可能出现在全身其他组织器官内。如果仅是原位癌或者癌前病变，手术之后即可认为治愈，术后几乎不会复发；但是，如果是伴有浸润成分的肺癌，理论上均有不同程度的术后复发转移可能性。肺癌的浸润性主要表现为较强的局部侵袭力和远处转移的能力。局部浸润能直接破坏组织和器官，当肿瘤细胞脱落到组织间的毛细血管和淋巴管时，肿瘤细胞可随血液循环及淋巴循环向远处的淋巴结或器官种植生长。癌细胞存在于血管、淋巴管内可构成转移，在肉眼无法看见及现代医学检查条件下无法清晰显示的阶段，称之为微转移。一般来说，恶性程度越高、分期越晚，术后出现复发转移的可能性越大。肺癌复发的概率也与上述分期相关，Ⅰ期肺癌的复发率大概在 30%，Ⅱ期的复发率约 50%，如果是Ⅲ期肺癌，术后复发率可以高达 70% 以上。由于目前尚无有效的办法精确预测术后复发转移的出现，所以定期复查随诊显得十分关键。

4. 是不是手术 5 年以后就不会发生复发转移了

很不幸，即使术后 5 年肺癌仍没有复发迹象，但并不能保证肿瘤永远不会发生复发转移。通常我们对于肺癌是否复发的判断是基于医学影像学及血液检验结果进行的，其精密度尚无法准确判断微小转移灶是否存在。所以，尽管术后 5 年仍无复发征象，定期复查观察病情变化仍是需要的。

（赵大川　阎石　吴楠）

二十一、术后辅助治疗的方案及注意事项

部分肺癌患者因病理学分期偏晚或是存在各种影响复发转移的高危因素，在手术治疗之后仍须进行辅助治疗。术后辅助治疗的手段为化学药物治疗（简称"化疗"）和放射治疗（简称"放疗"）。

术后辅助治疗的主要目的是减少肿瘤的复发，尽量杀灭可能的微转移灶，进而延长患者的生存。但无论是放疗、化疗还是其他术后辅助治疗模式，作为杀灭肿瘤的治疗手段，对人体的正常组织、器官也可能产生各种不良反应。加之术后辅助治疗周期相对手术更长，在辅助治疗的前、中、后期分别会有各类的注意事项。

总体来说，接受过手术治疗的患者，身体刚刚有所恢复，马上又要面临接踵而来的后续治疗，对于患者的身体及心理，都有着不小的打击。首先，家人的支持与鼓励必不可少，应积极给予患者关心与支持。患者在饮食上应注意加强营养补充，避免整日仅进食"米粥""面糊"等过于清淡的食物，以免造成营养不良及抵抗力下降。其次，在进行相关辅助治疗前，患者应积极咨询主治医生，了解相关治疗的副作用，做好心理上的准备。例如，对化疗引起的胃肠道症状、放疗引起的进食疼痛等有初步的了解，有利于患者更好地克服恐惧，建立自信心。

在开始辅助治疗前，患者还应该完善术后复查。在血常规、肝肾功能、电解质、胸部 CT 等检查都提示术后恢复顺利，且患者一般情况良好的情况下，再考虑开始术后辅助治疗。在进行化疗、放疗期间，家属应该尽可能地鼓励患者维持规律的运动，活动量应适宜，以患者不感觉到疲劳为准。运动时还应注意安全，避免跌倒发生。

1. 推荐哪些患者接受术后化疗，治疗期间需要注意什么

肺癌本身属于一种复发率比较高的肿瘤，肺癌患者如果出现淋巴结转移，均建议进行术后辅助化疗。对于没有淋巴结转移的患者，如果肿瘤大于4cm，或者存在胸膜侵犯，或者有其他高危因素，也可能会接受术后辅助化疗。

对于需要进行化疗或者已经开始化疗的患者，肺癌化疗的副作用有时会十分严重，可能会严重影响患者的生活质量，使患者在治疗过程中容易出现焦虑、烦躁等负面情绪。家人可以通过关心、呵护、体贴、鼓励等方式多与患者进行沟通、

交流，缓解甚至消除患者的负面情绪。

胃肠道症状是化疗最常见的不适症状。在医院进行化疗的过程中，医生会应用各类止呕、护胃药物。在患者没有食欲的时候，家人应当积极鼓励患者进食营养丰富的食物，可以考虑少食多餐，必要时可以在医院的营养科得到营养治疗师的帮助。如果不确定患者的营养是否充足，最为简单有效的办法就是监测患者的体重。如果体重持续减轻，那么说明营养支持并不到位，还有可能影响患者的精神状况，延长从化疗副作用中恢复的时间等。此时，需要患者及时到医院就诊，在医生的指导下进行营养支持治疗。

化疗还可能引起消化道黏膜水肿。化疗期间饮食上应该避免进食油炸、坚硬、刺激性强的食物。这类食物容易导致消化道黏膜破坏，影响患者的生活质量。由于患者在化疗后或多或少都会出现骨髓抑制，导致抵抗力下降，所以在饮食上还应注意尽力避免进食生冷的食物，做菜时注意生熟分开，避免腹泻、腹痛等消化道感染症状的出现。

由于化疗可能引起抵抗力下降，家人需要在家中帮助化疗后的患者监测体温，这样可以及早发现体温异常。体温升高可能由化疗所致的严重骨髓抑制引起，及早发现、及早治疗，可以避免出现更严重的后果。化疗期间，因患者免疫功能降低，注意口腔卫生也十分重要，建议患者使用软毛牙刷刷牙，每日早晚洗漱，饭后要勤漱口，保持口腔卫生。

化疗期间还应注意定期抽血复查。一般说来，化疗之后 1 周左右将会是白细胞水平最低的时候，人的免疫力在 1 周左右也将达到一个低谷。定期抽血化验能及早发现问题，尽早处理。一份正常的化验结果也能给患者继续治疗增添信心与动力。

2. 推荐哪些患者接受术后放疗，治疗期间需要注意什么

对于手术后纵隔淋巴结存在转移的患者，手术后除了化疗，可能还建议患者接受放疗，但这仍需要根据患者的一般情况以及纵隔淋巴结转移情况决定。如果纵隔淋巴结出现了包膜外侵犯，或是纵隔多组淋巴结均存在肿瘤转移，接受术后辅助放疗可能会减少肿瘤复发的风险。

除此之外，并非所有的手术都能达到根治性切除的目的。有些时候，虽然外科医生已经竭尽所能，但因为受肿瘤所处位置的限制，强行切除可能引发无法控制的出血、严重术后并发症等，导致少部分肿瘤无法被彻底切除，少量肿瘤组织残留于身体内，这时候就需要通过放射治疗对残留的肿瘤进行杀灭。

术后辅助放疗一般需要持续 4 周以上的时间，大部分医院都是每周一至周五进行放疗，周六、周日休息，每次放疗仅需要几分钟的时间。需要注意的是，放疗的大部分副作用，都是在放疗进行 2~3 周后出现的，所以家人在照顾放疗患者时，不能因为患者刚开始接受放疗时没什么不适，就放松了警惕。放疗作为一种杀灭肿瘤的手段，也会存在各类副作用。全身反应主要表现为乏力、失眠、精神不佳。理论上，这些反应都会在放疗结束后的几周内慢慢恢复，这期间家人的鼓励与支持是必不可少的。局部反应方面，患者在放疗进行 3~4 周时可能出现皮肤反应，较轻的会出现皮肤色素沉着、发红等，严重的可能出现皮肤破溃。这就需要患者平时注意勤修剪指甲，避免指甲过长抓伤皮肤。服装上应该选择柔软、宽松的棉质衣服，尽量减少衣物对敏感皮肤的摩擦，甚至可以将衣服的一部分剪除。还应注意避免阳光暴晒。如果皮肤出现破溃，一定不要随意涂抹膏药，避免用手触碰破溃处，避免出现继发性感染。

放疗开始 2~3 周后，有些患者还会出现进食疼痛感、哽噎感，主要是由于食管黏膜受到放射线照射出现充血、水肿。这时患者更应该加强营养，保证每日摄入的能量满足身体所需。应尽量多进食一些富含蛋白质的食物，避免进食油炸类或者质硬食物，避免食物划伤食管黏膜，还应避免进食过烫、过辣等刺激性食物。如果病情需要，还可以在医生的指导下应用一些黏膜保护剂或止痛药物。如果患者确实进食困难，每天仅能喝一些稀粥、米糊，那么应该及时就医，应用各类肠内营养制剂，因为各类肠内营养制剂所能提供的能量和营养物质，远远高于稀粥、藕粉、米糊等。充足的营养才能给患者带来足够的精力完成整个周期的放疗。

放疗期间监测体温尤为重要，在放疗进行 3~4 周后，患者容易出现放射性肺炎，症状上往往表现为发热，如不及时处理，可能危及患者生命。若出现发热，需要及时到医院就诊，完善血常规等实验室检查，必要时还需要进行胸部 CT 检查。就诊时须向医生告知目前接受的治疗情况，这有助于医生判断病情，决定后续治疗方案。患者和家属都应注意，放疗结束后的半年内，都要十分警惕发热的出现，因为放射性肺炎可能出现在半年内的任何时间。如果出现发热症状应及时就诊，避免贻误病情。

3. 推荐哪些患者接受术后靶向治疗

目前国际上和国内已经有一定的数据支持表皮生长因子受体（EGFR）敏感基因突变的肺腺癌患者在手术后应用表皮生长因子受体酪氨酸激酶

抑制剂（EGFR-TKI）进行术后辅助靶向治疗。相关的临床研究显示，对于具有 EGFR 敏感基因突变的Ⅱ~ⅢA 期非小细胞肺癌，术后辅助靶向治疗可以一定程度上延缓复发时间，但总生存期与术后辅助化疗相类似。进一步研究还在进行中，需要我们动态关注相关的试验结果，以便于为患者提供个体化治疗方案。

4. 什么是免疫治疗，哪些患者需要接受免疫治疗

免疫治疗是近年来肿瘤治疗领域一个重大的突破，主要原理是通过增强患者自身的免疫力，依靠人自身的免疫细胞杀灭肿瘤。实际上，在肿瘤患者体内，免疫细胞也一直在对抗着肿瘤细胞，但肿瘤细胞会为自己产生一种"伪装"，使免疫细胞不能正确识别肿瘤细胞，自然也难以将其杀灭。目前在临床应用的免疫治疗，主要说的是程序性死亡蛋白 -1/ 程序性死亡蛋白配体 -1（PD-1/PD-L1）免疫检查点抑制剂，通过阻断人体免疫细胞的 PD-1 与肿瘤表面的 PD-L1 的"交流"，使患者体内的免疫细胞不会受肿瘤细胞"蒙蔽"，从而正确地识别并杀灭肿瘤细胞。事实上，免疫治疗的内涵远比上文说的要丰富得多，但是由于其他的免疫治疗方法目前仅在临床试验或者临床前研究阶段，还没有足够的证据在临床中使用，在此就不再过多介绍了。

那么术后哪些患者需要接受免疫治疗？目前，对于术后早期是否应该积极地应用免疫治疗作为辅助治疗手段仍然存在争议。如果肿瘤术后复发风险较高、甚至会对生存产生影响，人们自然会想到早期更为积极的免疫治疗可能会降低复发概率，甚至延长患者的生存期。但是，现实中这样积极的治疗对肿瘤的复发乃至患者的生存是否真的会产生有利影响，还是仅仅增加了患者的经济负担和治疗副作用发生率，这些问题还需要等待相关的临床试验结果来回答。

就北京大学肿瘤医院的临床实践经验来说，在相关临床试验结果未公布前，如果患者在手术之前已经接受过新辅助化疗及免疫治疗，那么术后会通过多学科讨论为每一位患者制订个体化的术后辅助治疗方案。如果风险在可接受的范围，部分从术前免疫治疗中获益的患者可能会建议其接受为期一年的术后辅助免疫治疗。但如果患者术前没有经过新辅助治疗，且术后病理结果显示仍处于肺癌早期，这类患者目前暂不建议应用术后辅助免疫治疗，仅需要接受目前指南所规定的术后辅助治疗或进行定期复查随访。

（赵大川　阎石　吴楠）

二十二、非手术患者的治疗策略是什么

1. 需要化疗多长时间

化疗时间和肿瘤的类型、肿瘤的分期、治疗阶段、患者状态、化疗方案有关。

化疗可以单独进行，也可以配合免疫治疗、放疗同时或异时进行。

一般而言，肺癌的方案多以 21 天为一个周期，有的用药时间为第一天，有的为第一天加第八天。晚期一线治疗可行 4~6 个周期，辅助化疗可行 4 个周期。治疗过程中往往需要动态复查，以评估疗效，需要医生根据患者的整体情况做综合评估和治疗选择。

2. 一直靶向治疗不化疗可以吗

需要明确的是，不是每位患者都适合靶向治疗。

人们发现了某些针对肿瘤细胞的作用点，这些作用点就可能成为药物攻击的靶点。只要药物能够识别这些靶点，就能像制导导弹一样，精准地找到癌细胞并且进攻它们，这些药物就是靶向药物。对非小细胞肺癌患者而言，在靶向治疗前需要确定是否适合靶向治疗，也就是寻找患者的肿瘤上有没有之前说的那些可以被精确制导的靶点。如果有，靶向治疗可能优于化疗，是首选方案。若靶向治疗持续有效，且药物的毒性没有对患者造成太大的伤害，确实可以一直使用靶向治疗。

但肿瘤细胞是一个狡猾的对手，常常在靶向治疗一段时间后对靶向药物耐药。耐药的原因是非常复杂的，可以简单理解为药物敏感的肿瘤细胞被杀灭后，小部分对药物不敏感的肿瘤细胞继续增殖壮大，成为肿瘤组织中新的主要类型。发生耐药后，化疗是潜在的后续手段之一。

从另一个方面说，若从一开始就没有在患者的肿瘤上发现靶点，也就是说患者不适合靶向治疗，坚持靶向治疗就毫无意义。对这些患者而言，化疗是经典、有效的治疗方案。

3. 什么是一线治疗、二线治疗，可以直接用最新的药吗

一线治疗可以理解为首选的治疗方案，它的有效性得到大量的数据支持。

如果把药物理解成军队，那么一线治疗就是"先锋队"，二线治疗则是"后备军"，在一线治疗无效或者肿瘤逐渐出现耐药后使用，继续攻击肿瘤。再向后还可以有三线治疗（图 19）。

盲目追求新药的想法并不可取。一切都要基于证据说话。最新的药物并不一定是最优的药物。首先，要明确新药不一定是旧药的"全面升级"，有的二代药虽

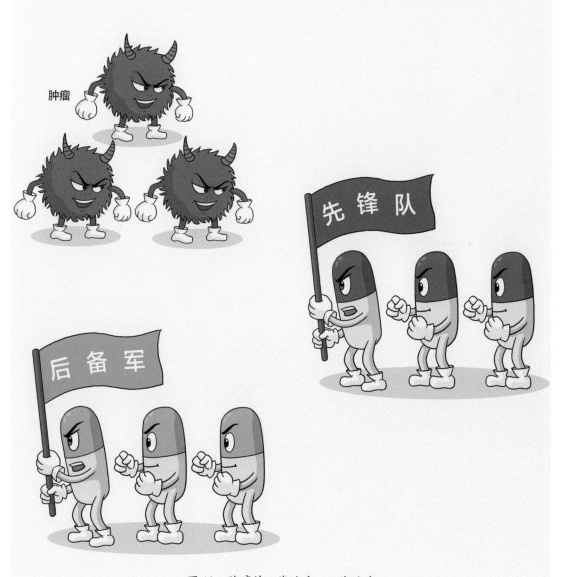

图 19　肺癌的一线治疗、二线治疗

然疗效好，但不良反应也更多。其次，新药面世时间短，很多方面都需要进一步的探究。另外，有些药联合起来用有"一加一大于二"的效果。而且按照指南推荐的顺序用药，在初次治疗耐药后，还可以使用二线药物进行治疗；若直接使用最新的药物，则容易陷入一旦耐药则无药可用的地步。

但是，如果新药的证据级别高，又恰好符合目前患者的状况，或者原本无药可用，而新药有临床试验可以加入，则可以考虑使用。

最后，我们应当强调个体化治疗和精准治疗，综合病理类型、分期、分子标志物、动态监测等信息以选择最适合的药物。

（李泓基　傅睿　钟文昭）

二十三、放射治疗

根据放疗目的的不同，肺癌的放疗主要分为根治性放疗、姑息性放疗以及预防性放疗。放疗在肺癌的治疗中有着十分重要的作用，一半以上的肺癌患者在肿瘤治疗的过程中需要用到放疗。

1. 什么时候需要寻求放疗科医生的帮助

对于术后出现纵隔淋巴结转移的患者，术后辅助放疗可能会降低肿瘤的局部复发风险，甚至可能会延长患者的生存期。

如果肿瘤仍处于相对早期，但是因为患者个人身体状况无法耐受手术，或患者主观上不愿意接受手术治疗，此时患者和家属也可以寻求放疗科医生的帮助，应用立体定向放疗或者其他根治性放疗技术对肿瘤进行杀灭，达到根治性治疗的效果。

如果肿瘤处于晚期，因肿瘤转移出现各种不适症状时，部分患者也可以寻求放疗科医生的帮助，通过局部放疗控制转移病灶，以此改善患者症状，提高患者生活质量。

对于小细胞肺癌这一特殊类型的肺癌，放疗更有着举足轻重的地位。局限期小细胞肺癌通过根治性同步放化疗，部分患者可获得长期生存。而对于广泛期小细胞肺癌，在完成4~6个周期的化疗后，部分患者可在放疗科医生的指导下对原发灶或者化疗效果不佳的转移灶进行放疗，也可能对患者的生存有所裨益。小细胞肺癌患者的脑预防性放疗在小细胞肺癌的治疗中有着其特有的作用。患者在完成胸部放疗后，应及时完成治疗后评估的各项检验、检查，如胸部病情稳定，也未发现脑转移，应继续接受脑预防性放疗，减少脑转移的发生，改善患者的生活质量及预后。

2. 全身多发病灶可以用放疗逐一控制吗

对于全身有多发病灶，也就是肿瘤已经发生"扩散"的这类情况，放疗也是有其应用价值的。但首先必须明确，对于这类全身转移的肺癌，治疗应该是以化疗、免疫治疗、靶向治疗为主的全身治疗。在全身治疗的基础上，根据原发病以及转移病灶的治疗情况，再去决定是否可以使用放疗对某些病灶进行控制。

我们将小于 5 处的转移病灶归类为"寡转移"。对于寡转移的患者，在全身治疗的基础上，可以加用放疗，改善对转移灶的局部控制，以期改善患者生存。但在全身已有广泛的转移，转移病灶的数量过多时，如果强行进行放疗，身体的正常组织器官可能无法承受如此大剂量的放射线，并且放疗对晚期肿瘤的全身控制效果也不佳，此时放疗并不能改善患者的生存，甚至有危及患者生命的风险。

3. 什么是根治性放疗，什么是姑息性放疗

根治性放疗和姑息性放疗的主要区别在于想要达到的治疗目的不同。根治性放疗有些类似于根治性手术。患者的肿瘤分期相对较早，但由于病情或患者的个人原因，患者无法接受或者不适合进行根治性手术治疗，仍可考虑接受根治性放疗，依靠射线将患者体内恶性肿瘤的原发病灶、转移淋巴结进行杀灭。与根治性手术类似，一部分接受根治性放疗的患者在治疗后也可以获得长期生存。

而姑息性放疗则主要是通过放疗解决患者晚期肿瘤所引起的一部分问题。例如，骨转移的患者可以通过放疗缓解骨转移所致的骨痛，保护骨骼免遭进一步的骨质破坏，从而降低病理性骨折的风险；晚期肺癌压迫上腔静脉导致患者面部肿胀、静脉怒张，可以依靠放疗改善肿瘤压迫程度，缓解患者的相应症状；部分晚期肺癌患者通过化疗、免疫治疗、靶向治疗等多种全身抗肿瘤手段，原发病灶及大部分转移病灶都得到了很好的控制，但个别转移病灶经过全身治疗效果不佳，也可以考虑通过局部放疗对其加强局部控制；脑转移患者因为肺癌脑转移出现神经功能异常、活动不便、头痛、癫痫发作等症状，也可以依靠放疗控制颅脑病灶，改善脑转移症状，延长患者生存期。

（赵大川　阎石　吴楠）

二十四、特殊类型的肺癌——肺上沟瘤

1. 同样没有发生转移，为什么治疗方案与其他患者不一样

肺上沟瘤（Pancoast tumor）是一类位置特殊的肿瘤，最早在 1932 年由美国放射学家 Pancoast 首先描述并定义，指的是起源于肺尖部（可粗略理解为锁骨窝以下深部的位置）的原发性肺癌。若同时压迫了颈、胸椎的神经根，则导致上肢放射性疼痛及麻木感；若压迫颈交感神经和星状神经节，则表现出一类特殊的临床症状，即霍纳综合征（Horner syndrome）——出现同侧上睑下垂、瞳孔缩小、眼裂变窄、面部无汗等症状。肺上沟瘤右侧多见，男性多于女性。由于生长的位置隐蔽，一般肺部症状较少，多数患者以肩颈不适或上肢疼痛为主诉，因此容易误诊。

如果临床诊断符合上述的肺上沟瘤，即使没有发生转移，也与其他没有发生转移的肺癌治疗方案不同。由于肺上沟瘤常常包裹锁骨下动静脉，直接手术很难切除干净，术后极易复发，因此治疗上常先行术前放化疗，使肿瘤缩小，再评估能否进行手术。如果放化疗后能行手术治疗，则手术切干净的机会比单纯做手术更大，而且术后发生复发转移的机会更小。如果术前放化疗后仍然不能手术切除，则改行根治性放化疗。

2. 肺上沟瘤的手术方案与常见肺癌的手术方案有何不同

肺上沟瘤在经过同步放化疗后，经评估可以根治性切除的则行手术治疗。

肺上沟瘤往往容易侵犯胸壁，术前需要进行三维重建，规划所需要切除的病变范围，必要时可以做联合扩大切除。因此在手术方式上，除了切除病变的肺叶＋清扫相应区域的淋巴结外，必要时可能还要切除第 1~3 肋骨及相应区域的整块胸壁，并采用胸部肌肉或补片修补重建缺损的胸壁。

（张升　钟文昭）

二十五、靶向治疗是什么

　　肺癌分子靶向治疗是近年来肺癌精准治疗发展最为迅速的领域。靶向治疗是在细胞分子水平上针对已经明确的致癌位点设计出来的小分子药物。这种小分子靶向药物能够特异性地结合到肿瘤细胞的致癌位点，进而使得肿瘤细胞死亡，而较少波及正常的组织细胞。因此，与传统的化疗相比，肺癌靶向治疗的药物副作用明显减小，在提高患者生活质量的同时，也带来了更好的治疗效果（图20）。

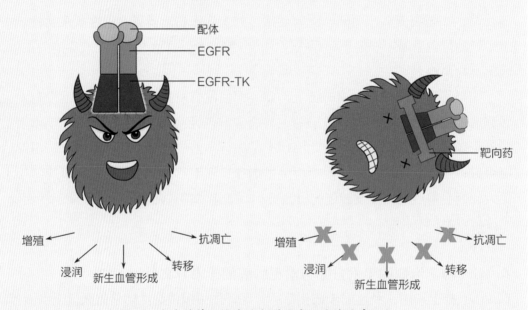

图 20　靶向药特异性地结合到肿瘤细胞的致癌位点

　　尽管靶向治疗的优势明显，但是在治疗过程中我们需要认真考虑肺癌患者是否需要以及是否能够接受靶向治疗。进行靶向治疗前，首先要明确肺癌患者的病理类型、病理分期以及肿瘤基因突变状态。肺癌病理类型包括非小细胞肺癌和小细胞肺癌，靶向治疗主要的获益人群是非小细胞肺癌患者，而小细胞肺癌目前尚无有效的靶向治疗药物。对于驱动基因突变阳性的晚期非小细胞肺癌患者，可以使用靶向药物进行抗肿瘤治疗。而对于驱动基因突变阴性或者是能够通过手术切除而治愈的早期非小细胞肺癌患者并不是靶向治疗的候选人群。肿瘤基因突变状态是患者接受何种靶向药物治疗的决定性因素。在开始靶向治疗前，应当对患者进行肿瘤驱动基因的检测，我们最常检测的基因突变种类包括：*EGFR*、*ALK*、*ROS1*、*KRAS*、*BRAF*、*NTRK*、*MET*、*RET*、*ERBB2* 等。其中，*EGFR*、*ALK* 基因突变是目前最为常见的靶向治疗靶点。*ROS1*、*BRAF V600E*、*NTRK*、*MET*、*RET* 等突变的靶向药物也已经进入到临床应用阶段。此外，还有一些突变位点（如 *KRAS* 突变）的靶向药物正在开展基础和临床研究，相信不久之后会有更多、更好的小分子靶向药物惠及肺癌患者。

1. *EGFR* 靶向药物分几代，选择哪种更好

我国非小细胞肺癌患者中，*EGFR* 基因突变最为常见，发生比例在 40%~50%，在东亚人群中，女性、不吸烟者、病理类型是腺癌的 *EGFR* 基因突变比例甚至高于 60%。而 *EGFR 19DEL* 缺失突变和 *EGFR L858R* 点突变占到了 *EGFR* 总体突变的 80%~90%，*EGFR* 基因突变的靶向药物（EGFR-TKI）对于这两种 *EGFR* 突变类型具有很好的治疗效果。目前，依据不同类型的分子结构，将 EGFR-TKI 分为三代。其中，一代 EGFR-TKI 包括吉非替尼、厄洛替尼、埃克替尼；二代 EGFR-TKI 包括阿法替尼、达可替尼；三代 EGFR-TKI 包括奥希替尼、阿美替尼。鉴于 EGFR-TKI 能够达到甚至优于标准化疗的治疗效果，其已经成为 *EGFR* 基因突变阳性的晚期非小细胞肺癌首先推荐的治疗方式。

上述 EGFR-TKI 针对常见的 *EGFR* 敏感突变（如 *EGFR 19DEL*、*EGFR L858R* 突变）均表现出较好的治疗效果。一代 EGFR-TKI 与靶点的结合形式为可逆性结合，而二代 EGFR-TKI 的结合形式为不可逆结合，因此，二代 EGFR-TKI 的治疗效果略强于一代 EGFR-TKI，同时对于一些罕见 *EGFR* 基因突变存在疗效，其缺点是副作用明显增大。尽管一、二代 EGFR-TKI 相较于标准化疗对于 *EGFR* 突变阳性的患者肿瘤控制更佳，但是，一、二代 *EGFR* 靶向药物并未给患者带来总生存期的明显获益。一、二代 EGFR-TKI 在治疗过程中，均有可能出现耐药，其中约 60% 的患者为 *EGFR T790M* 耐药突变。三代 EGFR-TKI 的结合形式同样为不可逆结合，并能够对继发 *EGFR T790M* 突变产生良好的抑制作用。同时，三代 EGFR-TKI 能够更好地通过血脑屏障，对于脑转移的控制优于一、二代 EGFR-TKI。此外，三代 EGFR-TKI 提高疗效的同时也降低了毒副作用。值得注意的是，鉴于奥希替尼相较于一代 EGFR-TKI 能够为 *EGFR* 突变阳性的患者带来总生存期

的明显获益，多项国际肺癌诊疗指南将奥希替尼列为首先推荐的治疗药物。因此，对于治疗前存在 *EGFR T790M* 突变、存在脑转移的患者可以优先选择奥希替尼。尽管如此，最优的 EGFR-TKI 治疗模式仍然需要后续的验证。

2. ALK 靶向药物分几代，选择哪种更好

ALK 融合基因突变在非小细胞肺癌中的发生比例为 5% 左右，主要见于不吸烟的肺腺癌患者。目前，*ALK* 融合基因突变的靶向治疗药物主要分为三代，包括一代的克唑替尼，二代的阿来替尼、布加替尼、色瑞替尼，三代的劳拉替尼。*ALK* 靶向药物能够为 *ALK* 融合基因突变阳性的患者带来十分明显的生存期获益，有报道显示 *ALK* 融合基因突变阳性的晚期肺癌患者在 *ALK* 靶向药物的治疗下总生存期超过 7 年。因此，*ALK* 靶向药物是携带 *ALK* 融合基因突变阳性的晚期非小细胞肺癌患者首选推荐的治疗方式。*ALK* 融合基因突变又被称为"钻石突变"。

一代 *ALK* 靶向药物克唑替尼自 2011 年批准上市以来，能够整体改善 *ALK* 融合基因突变阳性非小细胞肺癌患者的预后，延长患者生存时间，给患者带来生活质量的改善。同时，克唑替尼对于 *ROS1* 融合突变和某些 *MET* 突变也可以表现出良好的治疗效果。二代 *ALK* 靶向药物的抗肿瘤疗效较上一代药物有了十分明显的进步。一项对比阿来替尼与克唑替尼治疗 *ALK* 融合基因突变阳性的晚期肺癌的临床研究显示：两者的 5 年生存率分别为 62.5% 和 45.5%。二代 *ALK* 靶向药物不仅疗效优于一代药物，其药物安全性和通过血脑屏障能力也均强于一代药物。同时，二代 *ALK* 靶向药物对于某些其他类型的基因突变也可以表现出良好的治疗效果（如阿来替尼：*RET*；色瑞替尼：*IGF-1R*，*InsR*，*ROS1*；布加替尼：*EGFR* 等）。三代 *ALK* 靶向药物是一种新型、可逆、强效的 *ALK* 和 *ROS1* 抑制剂，其对 *ALK* 已知的耐药突变均具有很强的抑制作用。目前多项国际指南推荐对于 *ALK* 融合基因突变阳性的晚期肺癌患者，一线治疗优先推荐使用阿来替尼；布加替尼、色瑞替尼作为可选推荐，而在某些情况下也可以使用克唑替尼；当出现一、二代药物耐药及病情进展时，可选择劳拉替尼进行治疗。

3. 其他针对不同靶点的靶向药物

目前，除了针对 *EGFR* 基因突变和 *ALK* 融合基因突变的靶向药物之外，还有多种针对不同靶点的靶向药物应用于临床或者处于研究阶段。如针

对 *ROS1* 基因突变，目前国外临床指南推荐：一线治疗优先推荐使用克唑替尼或恩曲替尼，色瑞替尼作为可选推荐；当出现耐药及病情进展时，推荐使用劳拉替尼。针对 *BRAF V600E* 基因突变，目前国外临床指南推荐：一线治疗优先推荐使用达拉非尼联合曲美替尼，达拉非尼或维罗非尼作为可选推荐。针对 *NTRK* 基因突变，目前国外临床指南推荐：一线治疗优先推荐使用拉罗替尼或恩曲替尼。此外，多靶点的小分子靶向药物（如针对 *VEGFR*、*PDGFR*、*FGFR*、*c-Kit* 等多靶点的安罗替尼）也为晚期肺癌患者提供了更多的治疗选择，目前被应用于晚期肺癌的三线治疗。此外，尚有多种新型靶向治疗药物正在开展临床研究，相信未来会有更多具有良好治疗效果的小分子靶向药物惠及肺癌患者。

（王迅　杨帆）

二十六、免疫治疗是什么

　　肺癌的免疫治疗是当前研究进展最为迅速、研究最为前沿的抗肿瘤治疗手段。目前，肿瘤的免疫治疗通常是指免疫检查点抑制剂治疗。免疫检查点分子表达于机体的免疫细胞，是一类免疫抑制性分子，当其与配体结合后能够抑制免疫细胞的功能。肿瘤细胞表面表达免疫检查点分子的配体时，免疫系统将无法产生有效的抗肿瘤免疫应答，进而形成肿瘤细胞的免疫逃逸。目前，免疫治疗针对的免疫检查点主要是 PD-1/PD-L1、CTLA-4 等分子位点。PD-1 是表达在 T 淋巴细胞表面的一种重要的免疫抑制蛋白。正常组织细胞能够表达 PD-1 的配体 PD-L1，当 T 淋巴细胞表面的 PD-1 与正常组织细胞表面的 PD-L1 结合时，T 淋巴细胞就不会对正常细胞产生免疫杀伤作用。而当肿瘤细胞表达 PD-L1 时，同样能够"逃离"免疫系统的杀伤，进而形成肿瘤的免疫逃逸。CTLA-4 是另外一种重要的免疫抑制蛋白，其与配体的结合能够抑制 T 淋巴细胞的抗肿瘤功能，同时增加抑制性 T 细胞的活性。因此，针对上述免疫检查点设计的抑制剂，能够加速和加强机体的抗肿瘤免疫反应。目前，PD-1 和 PD-L1 抑制剂在肺癌治疗中已经占有了一席之地。在局部晚期、复发转移性非小细胞肺癌，广泛期小细胞肺癌的综合治疗中，PD-1 和 PD-L1 抑制剂展现出非常好的治疗效果，并被各大肺癌临床指南在特定情况下推荐使用。CTLA-4 抑制剂和 PD-1 抑制剂联用也在肺癌免疫治疗领域展现出应用潜能。其他免疫检查点抑制剂的效果尚待进一步的研究和论证（图 21）。

1. 国内可以购买到的免疫治疗药物有哪些

　　目前，应用于临床的肺癌免疫治疗药物主要是 PD-1 和 PD-L1 的抑制剂。
　　至今，已经有 8 种免疫检查点抑制剂在国内上市，包括 4 款国产 PD-1 抑制剂，2 款进口 PD-1 抑制剂以及 2 款进口 PD-L1 抑制剂（如表 4 所示）。上述免疫治疗药物均可以通过正规渠道购买和使用。在药物临床研究过程中，每种 PD-1/PD-L1 抑制剂在纳入肺癌患者的种类、研究起始的时间、研究的结果等方面存在些许差异。因此，不同种类的免疫检查点抑制剂在肺癌治疗中获得批准的适应证

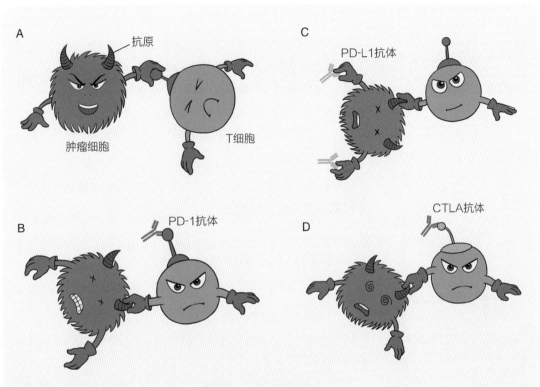

图 21 免疫抑制剂在工作

略有不同。随着对不同类型 PD-1/PD-L1 抑制剂研究的不断深入，相信免疫检查点抑制剂会在肺癌治疗领域得到更广泛的应用。

表 4 中国上市的 PD-1/PD-L1 抑制剂以及目前在肺癌治疗中获批的适应证*

靶点	药物名称	肺癌适应证 （国家药品监督管理局）
PD-1	帕博利珠单抗	（1）PD-L1 TPS≥1% 的 *EGFR* 和 *ALK* 突变阴性的局部晚期或转移性非小细胞肺癌患者的一线单药治疗； （2）帕博利珠单抗联合培美曲塞和铂类化疗适用于 *EGFR* 和 *ALK* 突变阴性的转移性非鳞状非小细胞肺癌患者的一线治疗； （3）帕博利珠单抗联合卡铂和紫杉醇适用于转移性鳞状非小细胞肺癌患者的一线治疗
PD-1	纳武利尤单抗	纳武利尤单抗用于 *EGFR* 及 *ALK* 突变阴性的既往含铂化疗失败的局部晚期或转移性非小细胞肺癌患者的二线及后线治疗

靶点	药物名称	肺癌适应证 （国家药品监督管理局）
PD-1	卡瑞利珠单抗	卡瑞利珠单抗联合培美曲塞和卡铂用于 *EGFR* 和 *ALK* 突变阴性的、不可手术切除的局部晚期或转移性非鳞状非小细胞肺癌的一线治疗
PD-1	替雷利珠单抗	替雷利珠单抗联合紫杉醇和卡铂用于局部晚期或转移性鳞状非小细胞肺癌患者的一线治疗
PD-1	信迪利单抗	信迪利单抗联合培美曲塞和铂类用于不可切除的局部晚期或转移性非鳞状非小细胞肺癌患者的一线治疗
PD-1	特瑞普利单抗	申请审批中
PD-L1	阿替利珠单抗	阿替利珠单抗与卡铂和依托泊苷联合用于广泛期小细胞肺癌患者的一线治疗
PD-L1	度伐利尤单抗	在接受铂类药物为基础的化疗同步放疗后未出现疾病进展的不可切除、Ⅲ期非小细胞肺癌患者的治疗

* 截止时间：2021 年 2 月。

2. 如何选择国产或进口免疫治疗药物

首先，肺癌患者接受免疫检查点抑制剂治疗应当在专科医生的评估和指导下进行。其次，在选择免疫治疗药物时，需要考虑以下问题：①目前该免疫检查点抑制剂在国内外重要的肺癌治疗指南被引用以及获批适应证的情况：通常当该药物被国内外重要的治疗指南所引用并获批适应证，表明其在临床试验中已经取得了较好的研究结果，支持其在肺癌患者中的应用；②治疗费用：通常，进口免疫检查点抑制剂的治疗费用较国产药物更高，患者需要根据自身经济情况综合考虑；③参与临床试验：目前多项关于 PD-1/PD-L1 抑制剂在肺癌中应用的临床研究正在国内多家医学中心开展。因此，患者可以参考临床医生的建议，参加 PD-1/PD-L1 抑制剂在肺癌中的临床试验。

3. 免疫治疗需要注意什么事项

首先，肺癌患者免疫治疗方案应当在专业医生的评估和指导下制订，医生需要根据患者的身体状况、病理学分型、肿瘤分期、驱动基因检测结果（如 *EGFR*、*ALK*、*ROS1* 等基因突变）、分子标志物检测情况（如 PD-L1、TMB 等分子标志物）等因素为患者制订免疫治疗方案，包括免疫抑制剂的种类，免疫治疗是否需要联合化疗等。免疫治疗是通过激活人体的免疫系统达到杀伤肿瘤的作用。理论上，在患者基础免疫状态好的时候，免疫检查点抑制剂才能够发挥更好的抗肿瘤作用。因此，如果患者存在使用免疫检查点抑制剂的适应证，医生一般会推荐患者尽可能早地使用免疫治疗，以充分发挥免疫治疗的作用。

此外，免疫治疗过程中，可能会出现肿瘤假性进展、超进展等复杂临床情况，此时一定要在专业医生的指导下，对免疫治疗进行细致的评价和专业的决策。

免疫检查点抑制剂在激活免疫系统的过程中，难免也会激活一些不针对癌细胞的免疫反应，对正常组织细胞产生一定的杀伤，这就导致了免疫治疗药物副作用（表 5），表现的临床症状和免疫副作用所累及的器官密切相关，如免疫相关性肺炎可表现为咳嗽、呼吸困难等。在出现免疫治疗相关副作用的时候，医生会根据其严重程度进行分级。绝大多数的免疫治疗副作用是比较轻的，常见的有较轻微的疲劳感、食欲差、咳嗽、恶心等，此种情况并不需要特殊的治疗或停药；对于较为严重的副作用，患者需要停药并接受糖皮质激素治疗，能否继续使用免疫治疗需要根据患者的病情和恢复情况决定；当患者出现十分严重的副作用时，则需要终身停用免疫治疗药物。因此，如果在应用免疫治疗的过程中出现了相关的副作用，一定要和专业医生充分沟通、及时反馈，定期复查相关检查项目（如胸部影像学、肝肾功能、甲状腺和肾上腺激素水平、心脏损伤标志物等），及时、准确地发现严重免疫治疗相关副作用，保证患者的用药安全和治疗效果。

表5 免疫检查点抑制剂治疗副作用表现

分类	副作用表现
常见的免疫治疗副作用	皮肤毒性、胃肠道毒性、肝脏毒性、肺部毒性、内分泌毒性等
罕见的免疫治疗副作用	心血管毒性、血液毒性、肾脏毒性、神经毒性、眼毒性、骨骼肌肉毒性等

（王迅　杨帆）

二十七、第二原发性肿瘤与术后复发

在第十七部分中我们阐述了手术后随访的一些注意事项，以及在术后早期随访过程中可能存在的一些问题，并试着进行了简单的解答。但肿瘤患者的随访时间很长，甚至需要终身的定期随访观察。对于肺癌这种恶性度较高的肿瘤，尽管接受了根治性手术，但术后复发转移的风险仍不容忽视。本部分将解答长期随访过程中患者可能面临的一些问题，并提供一些相关的处理对策。

患者在术后随访时出现的异常一般会有以下几种情况：一种是在曾经手术的部位出现一些影像学的异常，例如支气管断端的异常软组织影，或者是手术曾经清扫过的淋巴结区域出现了新发的增大淋巴结；另一种是一直存在的需要观察的病变发生了改变，例如手术前就发现的其他肺内结节出现了增大，或是曾经的锁骨上淋巴结出现了增大现象等；还有一种是在曾经正常的部位出现了新发的病变，例如新发肺内结节，新发胸腔积液，颅脑、骨骼的新发病变等。这些异常的影像学表现有些可能提示肿瘤复发，有些可能和肿瘤并无关系，有些则可能是第二原发性肿瘤。

这里要先解释一下何谓第二原发性肿瘤。既往已经确诊某种肿瘤，但是通过各种抗肿瘤治疗手段，该肿瘤已经得到了控制或治愈，在其他的器官或者同器官的不同部位再次罹患的肿瘤称之为第二原发性肿瘤。例如，某患者确诊为肺癌，手术根治性切除了肺癌原发灶与所有转移淋巴结，在随访的过程中，又发现了结肠癌，这个结肠癌就是第二原发性肿瘤。但在随访的过程中，如果新出现病变的器官仍然是肺脏，那么这个新出现的肺部病变，既可能是上一次肺癌的复发转移灶，也有可能是第二原发性肺癌。术后复发转移和第二原发性肿瘤在治疗方案的制订、患者预期生存等方面均存在很大的差异。对于复发转移的患者，我们认为其肿瘤恶性度高，之前的控制手段效果不佳，接下来需要全身抗肿瘤治疗，结合局部治疗手段。而对于第二原发性肿瘤来讲，第二个肿瘤可能仅处于早期，再接受一次手术或其他局部治疗手段就能达到根治性治疗的目的，患者仍可以获得痊愈，而不需要后续无止境的全身抗肿瘤治疗。

一些患者在接受手术治疗前的 CT 检查中已经发现双肺有多发结节，其中某些结节可能需要进行较为积极的手术切除，而另外的结节对患者健康产生影响的风险较小，加之其位置深在，无法局部切除，或因其在对侧肺内无法同期处理，需要在手术之后随访观察。这些暂无须处理的结节，就存在第二原发性肿瘤的可能性。

那么，如何对术后复发转移与第二原发性肿瘤进行鉴别？最主要的是从肺癌手术后的肿瘤复发转移风险上进行判断。肺癌是一类容易出现复发转移的疾病，肺癌术后复发率和病理分期相关，总体来讲，肺癌手术后复发率相对较高，Ⅰ期肺癌患者 5 年内有 30% 左右的复发率，Ⅱ期约为 50%，Ⅲ期可高达 70%。除去肺癌的分期，其病理学分型、高危因素等情况也与其复发转移相关。肿瘤复发转移风险越高，就越倾向于新发病灶为复发转移病灶。在随访过程中，患者的肿瘤标志物改变、可疑病灶的影像学形态特征等也会影响医生对复发转移或第二原发性肿瘤的判断。

1. 术后数年发现了第二原发性肿瘤，能不能再次手术

对于第二原发性肿瘤，总体处理原则和前次原发性肿瘤的处理方式类似，但不同之处有两点：第一，患者已经接受过一次肺癌根治手术，肺功能存在一定的减损，有些患者甚至已经接受过联合肺叶切除，如果再次接受肺癌手术且需要切除较多的肺组织，将对肺功能的影响非常大，甚至可能影响术后的日常生活；第二，如果再次接受手术治疗的部位是同侧肺，第一次手术引发的胸膜腔粘连可能增加了手术的难度和危险度，这是医生和患者在决定再次手术时需要考量的重要因素。这一点也提醒我们，第一次手术的时候，在能够保留足够肺功能的前提下，要尽可能地处理同侧肺内所有可疑的肺结节，尽量避免同侧肺的再次手术。

那么，经过外科医生的评估，对于可能的第二原发性肿瘤，如果患者的自身情况确实无法接受手术，是不是没办法治了，只能默默看着肿瘤逐渐增大，威胁患者生命？也不是这样的。对于经外科评估考虑为第二原发性肿瘤，但无法再次接受手术切除的患者，仍可以考虑接受立体定向放疗，通过短期大剂量、小频次的放射治疗将早期的肺内病变进行杀灭；或者可以考虑进行 CT 引导下射频消融治疗。这些局部治疗方式都可以达到很好的控制肿瘤的作用。

2. 术后复发能不能再次手术

对于偏早期的肺癌患者，我们通常建议进行手术治疗，因为通过手术治疗患者可以有生存上的获益。但是，对于手术治疗后出现复发的患者，其病情已不再是偏早期，再次接受手术治疗往往并不能为患者带来明显的生存获益。也就是说，复发的肿瘤不是"切了就治好了"这么简单。

然而，对于具体的复发问题还需要具体分析。首先，我们通常说的复发转移，分为局部复发和远处转移两种情况。狭义的复发意味着肺癌术后在手术曾经切除的部位出现局部复发、区域复发，广义的复发也包括既往没有接受过治疗的部位出现转移性病变。对于局部复发性病变，仍有局部手术的可能，但是再次手术存在很多限定条件，需要外科医生联合多学科团队进行充分评估，为患者制订更加有利的个体化治疗方案。

3. 术后转移能不能再次手术

目前我们认为，如果手术后出现远处转移，且转移病灶根据病理结果证实为转移，那么我们通常不建议患者再次进行手术治疗。因为肺癌作为全身性疾病，一旦出现肉眼可见的转移病灶，那么还可能存在很多难以被肉眼发现的微转移病变，手术作为局部治疗方式，并不能解决全身多发转移的问题。同时，手术作为一种有创治疗方式，会对患者的体质和免疫力产生影响，术后需要较长的时间进行康复，可能影响患者后续全身治疗的时机，进而影响患者的预后。除非是寡转移，可以在多学科讨论的前提下商议手术的可行性。

（赵大川　阎石　吴楠）

二十八、小细胞肺癌

日常生活中，包括上文中提到的"肺癌"，大多数情况下说的都是非小细胞肺癌，即在第十九部分中介绍的腺癌、鳞癌等。然而在全部肺癌中，还有一类区别于非小细胞肺癌，预后比较差的肺癌，称为小细胞肺癌。

小细胞肺癌约占全部肺癌的 15%~20%，以男性为主，绝大多数小细胞肺癌患者有吸烟史。小细胞肺癌作为肺部恶性肿瘤，生长速度快，肿瘤体积较小时即可发生转移。小细胞肺癌患者在确诊时就已经有骨转移、脑转移等远处转移的现象并不少见。并且，小细胞肺癌患者常合并一定的临床症状，如咳嗽、咯血、发热、消瘦、疼痛等，有时还会伴有与神经内分泌异常相关的副肿瘤综合征。

在治疗方面，小细胞肺癌对一开始的化疗和放疗都十分敏感，但很容易出现获得性耐药，表现为短时间内复发。虽然无数生命科学家和医学家在小细胞肺癌领域倾注大量心血，但是目前晚期小细胞肺癌的治疗方法与十几年前相比并没有太多突破性进展，仍是以化疗作为主要的治疗手段，最新的治疗方案是化疗联合 PD-L1 单抗的免疫治疗，可以使广泛期小细胞肺癌患者的中位生存期有所延长。

小细胞肺癌恶性程度高、治疗效果差的可能原因之一是小细胞肺癌的主要驱动基因突变方式为抑癌基因失活，该突变模式常导致肿瘤生长难以控制。

在非小细胞肺癌的治疗中，手术在早期以及部分中期非小细胞肺癌的治疗中可以起到决定性作用；而对于小细胞肺癌来说，当肿瘤发展至胸腔淋巴结转移阶段，其局部治疗手段更倾向于根治性同步放化疗，手术因为创伤大、疗效不佳等原因较少参与该病期患者的综合治疗。

在治疗策略上，目前认为只有少数没有发生淋巴结转移及其他器官转移的非常早期的患者可能从手术中获益，这部分患者的比例不超过小细胞肺癌患者总数的 5%。大部分处于"局限期"的小细胞肺癌接受的局部治疗是根治性同步放化疗，而放疗也无法同时涵盖所有病灶的患者，则处于小细胞肺癌"广泛期"。

1. 为什么小细胞肺癌的分期和非小细胞肺癌不一样

上文提到过，小细胞肺癌的分期方法和非小细胞肺癌的分期方法区别很大。产生区别的原因之一是这两种不同类型肺癌的治疗方式不同。小细胞肺癌不采用非小细胞肺癌分期标准的原因还在于，分期标准存在的基础是不同分期的患者5年生存率的差异，而对于小细胞肺癌，Ⅰ期患者5年生存率约为50%，Ⅱ期约为25%，这两部分相加也仅占小细胞肺癌患者总数的5%左右。Ⅲ期小细胞肺癌的5年生存率即降至10%左右；而Ⅳ期患者5年生存率不足3%，中位生存时间只有4.9个月。对于绝大多数处于Ⅲ期、Ⅳ期的小细胞肺癌患者，应用如此复杂的分期却不能很好地区分预后。所以，我们通常选择更为简单的分期标准，用局限期和广泛期来对小细胞肺癌进行分期。

2. 没有发生远处器官转移，为什么医生不推荐做手术

上文中我们介绍了小细胞肺癌采用不同于非小细胞肺癌分期标准的原因。

在临床实践中，鉴于Ⅰ期和ⅡA期的小细胞肺癌患者5年生存率尚可，对于这部分患者仍须争取手术机会。根据目前的一些研究结果，能从手术中获益的仅限于那些没有发生淋巴结转移及其他器官转移的小细胞肺癌患者。这与非小细胞肺癌大不相同，对于非小细胞肺癌，无论肺门还是纵隔淋巴结转移，只要可以根治性切除，理论上患者都可能从手术中获益。所以，尽管有些小细胞肺癌患者的转移淋巴结局限在胸腔内，并未出现远处转移，但医生仍然建议患者选择根治性同步放化疗作为根治性治疗手段，而并不推荐手术治疗。

但是，对于那些曾经存在胸腔淋巴结转移，经过系统性药物治疗后转移淋巴结中的癌细胞都被杀灭的患者又该如何选择呢？目前针对该问题并没有一个确切的答案，未来还需要临床医生进一步地探索。

总而言之，对于小细胞肺癌这种恶性程度较高的肿瘤，患者在病理确诊的第一时间就诊于肿瘤内科，寻求肿瘤内科医生的帮助是十分必要的。肿瘤内科医生会根据患者病情制订综合治疗方案，以期得到最大的生存获益。

（赵大川　阎石　吴楠）

二十九、肺癌相关症状的注意事项

肿瘤患者在整个疾病的诊疗过程中，并不一定总是一帆风顺，可能会伴有各种各样的不适症状，也可能会不断有新问题出现，本书难以将所有问题解释清楚，但是对于一些常见的，可能会给患者和家属带来极大精神压力，以及一些需要患者和家属重视的问题，将在此进行阐述。希望可以消除患者和家属的一些顾虑，并在患者和家属迷茫时给予一定的帮助和指引。

在这里，我们还须强调，本书中的意见并不一定能面面俱到，更不能替代主管医生的临床实践工作。如出现难以判断的情况，请及时到医院就诊，并请医生根据患者的实际情况给出恰当的临床建议及治疗方案。

1. 发热的注意事项

"发热"作为一个典型的不适症状，很容易引起肺癌患者及家属的焦虑。

然而发热的原因很多，无论早、中、晚期肺癌，在疾病诊治的过程中都可能遇到发热的症状。更好地认识与识别各种类型的发热，并采取相应的措施，在疾病的诊治过程中显得尤为重要。

发热的对症治疗手段一般包括物理降温和应用退热药物。物理降温方面，主要是将冰袋放在患者颈部、腋下以及腹股沟的大血管处，也可以考虑温水擦浴。同时，为便于散热，患者应该避免被过分"保暖"的衣物包裹。退热药物主要是非甾体抗炎药，例如布洛芬、对乙酰氨基酚等。应用退热药物时，应根据患者的年龄、病情选择药物，并遵照说明书规定的用法用量，避免过量用药导致大量出汗、水电解质紊乱甚至循环容量不足等情况发生。

（1）术后发热

术后发热并不少见。引起术后发热的原因很多，包括手术本身造成的组织损伤引发的吸收热；手术副作用引起白细胞减少、免疫功能减退，易合并病毒或细菌感染引起发热；手术后出现支气管胸膜瘘等严重的并发症，也会出现发热。

肺癌术后发热按发生时间可分为术后早期发热及术后迟发型发热。术后短期内轻度发热是人体应激后的常见反应。体温在 38℃ 左右时，免疫细胞的免疫功能较强，是自身的保护反应。术后早期发热还与手术后红细胞的破坏、炎性因子的渗出等有一定关系。总而言之，术后早期的一过性轻度发热，往往具有自限性的特点，一般不需要过于紧张。

但如果术后持续发热，或是出现高于 38℃ 的发热，又或者在术后体温已经正常一段时间后再次出现发热，就需要警惕是否存在其他问题。可能的原因包括：手术创面发生感染，或是出现肺部感染，又或是支气管吻合口愈合异常等。出现上述情况需要及时就医，进行相应的检查和治疗。

（2）阻塞性肺炎所致发热

阻塞性肺炎，从名字就可以看出，发热的原因是气道被"堵住了"，导致肺内细菌繁殖，从而出现感染。肺癌相关的阻塞性肺炎也分为术后阻塞性肺炎和肿瘤阻塞性肺炎。

手术后呼吸功能锻炼不佳，咳嗽、咳痰差，可能因痰液阻塞气道引起阻塞性肺炎。这时候就需要积极解除痰液潴留，无论是鼓励患者加强咳嗽、咳痰，还是物理辅助排痰，又或者是应用支气管镜吸痰，只要保证气道通畅，阻塞性肺炎也会相应好转。

而对于肿瘤所致阻塞性肺炎，因为肿瘤组织并不像痰液一样易于去除，只能依靠全身抗生素等手段先行控制感染与发热，其后再考虑抗肿瘤的各类治疗手段，解除气道梗阻，避免再次出现阻塞性肺炎。

（3）化疗、免疫治疗后发热

对于中、晚期的患者，可能需要面对的是化疗或免疫治疗后出现的发热，在此种情况下出现的发热也需要警惕。骨髓抑制是化疗较常见的副作用，骨髓抑制所致的中性粒细胞减少，严重者可影响患者的免疫功能。如不及时处理、不注意预防感染，很容易引起细菌、病毒等病原微生物感染而出现发热。常规一线肺癌化疗后出现发热性中性粒细胞减少的概率为 10%~20%，所以化疗后定期、规律、及时复查血常规、生化指标非常重要。如果化疗后出现发热，哪怕仅是低热，也要马上急诊就医，完善血常规、生化、感染等指标检查，明确发热原因，积极治疗。

免疫治疗后的发热，尤其需要警惕免疫相关性肺炎的发生。这类发热早期可以表现为低热，病程后期往往体温较高，常发生在应用免疫治疗数周甚至数月之后。如果仅是应用免疫药物几天内出现的一过性发热，对症退热处理后体温逐渐正常，一般不会对患者造成明显不利影响，也不须过分紧张。但如果是已经应用免疫治疗一段时间，一般是几个周期后，出现持续性发热，无论发热的严重程度如何，都要警惕免疫相关性肺炎的发生。此时须积极就医，及时复查 CT，排查细菌感染等其他导致发热的病因。如果排除了感染的可能性，规范地治疗免疫相关性肺炎就显得十分重要。

（4）肿瘤热

肿瘤热一般发生在偏晚期患者，因为全身肿瘤负荷过重，部分肿瘤细胞坏死引起机体炎症反应，产生发热。但在诊断肿瘤热之前，医生会仔细排除感染、阻塞性肺炎、免疫相关性肺炎等其他易引起发热的疾病。如果其他可能引起发热的原因都不符合，那就需要考虑肿瘤热的可能性了。这类发热往往没有很好的处理办法，只能对症给予物理降温或退热药物治疗。彻底解决患者发热问题需要积极治疗原发肺癌，控制肿瘤进展。

总而言之，肺癌患者的发热原因多种多样，除了与肿瘤病因相关之外，还可能与各类治疗密切相关。对于不同病程、不同肿瘤分期、不同治疗阶段出现的发热，需要结合病史、体征、实验室检查及影像学检查进行综合分析，区别对待。有些发热是一过性的，可能无需特殊处理，但有些发热可能是危险情况的信号，需要及时就医，积极治疗。对于患者及其家属，面对发热这一症状时，应及时与主诊医师进行沟通，由医生指导进一步观察或制订治疗措施。

2. 咯血的注意事项

肺癌患者的咯血分为两种情况。一种是少量的、持续或间断性的痰中带鲜红色血块或血丝，另一种是咯出大量鲜红色血液的大咯血。其中前者较为多见，一般发生在中央型肺癌或者肺癌术后支气管断端复发等情况。少量咯血主要因为肿瘤组织血供丰富，质地脆，剧烈咳嗽时血管破裂而致出血。少量咯血亦可能由肿瘤局部坏死或血管炎引起。而大咯血可能由大血管破裂、大的空洞形成或肿瘤破溃入支气管与肺血管相通所致。如果只是少量咯血，可以考虑口服、肌内注射或静脉应用止血药物治疗，一般均有效。但如果是大咯血，就需要更为积极地治疗，临床上常用静脉滴注垂体后叶素控制血压，同时应用凝血酶等药物，必要时还需要进行支气管动脉栓塞的介入治疗，或在内镜下进行出血点的电凝止血等，严重时甚至需要进行气管插管避免窒息。

虽然患者及家属对于咯血十分紧张，但却难以描述清楚咯血的量与性状，没有办法给医生提供足够清晰的资料。建议患者在咯血后，及时用手机进行拍照，并且在发现患者咯血后，将每一口带血的痰液分别装在小瓶子里或咯在白纸上，进行拍照记录。同时，记录下开始咯血及咯血程度变化的时间，以便于就诊时向医生详细说明病情。医生会根据咯血量来决定治疗策略。对于咯血量较大的患者，应该保持侧卧，患侧位于下方，避免突发的大咯血流入健侧肺内，严重影响患者呼吸功能。

3. 下肢肿胀的注意事项

肺部肿瘤原发灶并不会引起下肢肿胀，当肺癌患者出现下肢肿胀时，需要考虑可能有以下几个原因：第一是血栓类疾病，肺癌患者本身处于高凝状态，如果出现下肢深静脉血栓，可能引起静脉回流受阻，出现下肢肿胀，当然，如果血栓出现在上肢深静脉，则会引起上肢肿胀；第二是营养因素，肺癌患者可能出现食欲下降，进而营养摄入不足，造成营养不良、低蛋白血症，引起血管内渗透压降低，液体蓄积在组织间隙，产生全身的水肿，自然也包括下肢肿胀；第三类原因是肿瘤肺外转移灶压迫致下肢静脉回流受阻，引起下肢肿胀，若原发灶或转移灶压迫上腔静脉，则引起上腔静脉阻塞综合征，导致上肢及面部肿胀；第四类是心源性水肿，比如晚期肺癌患者可能会出现心包积液，或者大量胸腔积液压迫心脏，或者患者本身合并的一些心脏疾病，引起全身水肿。

对于血栓类疾病，治疗的方案主要是应用抗凝药物。目前有皮下注射的低分子量肝素，也有口服剂型的抗凝药物更便于服用，需要请专业医生评估，选择合适的抗凝药物。对于低蛋白血症引起的水肿，需要通过加强饮食等方式改善患者的营养状况。生活中要注意多进食富含蛋白质的食物，或者补充医用营养制剂，必要时输注人血清白蛋白，以提高胶体渗透压。在纠正低蛋白血症的基础上，酌情予以利尿剂。对于肿瘤压迫引起的水肿，治疗上则是以抗肿瘤治疗为主，待肿瘤缩小、解除压迫后，症状方可有所缓解。对于心源性的问题，则需要寻求心内科医生的帮助，针对心脏问题应用强心、利尿类药物，必要的时候穿刺抽取积液以缓解症状。

总而言之，肿瘤患者出现水肿时，要针对病因进行治疗，切记不要相信各种偏方，以免延误病情。

4. 胸腔积液的注意事项

胸腔积液的发生在肺癌患者中并不少见。对于胸腔积液也存在几种不同的情况，术后由乳糜胸所致的胸腔积液在第十五部分已有所介绍，这里主要阐述晚期肺癌因胸膜转移所致的恶性胸腔积液。

从非小细胞肺癌的分期及预后相关内容，我们知道了单纯恶性胸腔积液的患者被归类为 M_{1a}，属于晚期肺癌中预后较好的一类。而当积液大量堆积在胸腔时，将压缩肺组织，影响呼吸，出现憋喘症状。为了缓解憋气症状，此时应行胸腔穿刺置管，将胸腔积液从胸膜腔放出来，以减轻胸腔积液对肺组织的压迫。必须强调的是，胸腔穿刺引流只是对症治疗，要从根本解决胸腔积液问题，还须针对肺癌进行抗肿瘤治疗。

对于胸腔穿刺置管后如何照顾患者，这里有几点建议。首先，在胸腔置管后首次排出胸腔积液时，应缓慢放液，避免突然间大量释放胸腔积液，解除对肺的压迫，使萎陷肺得以复张，引发急性肺水肿；其次，穿刺引流管留置在身体里，应该注意保护，警惕引流管脱落、断裂，否则还需反复接受穿刺，甚至需要手术取出引流管；第三，在进行胸腔穿刺引流时，如须进行胸腔积液细胞学检查，应与临床医生沟通，注意保存好引出的胸腔积液，如果从胸腔积液中即可找到癌细胞，对于疾病的诊断以及下一步的治疗将有很大的指导意义。

5. 心包积液的注意事项

由于心包腔容积远远小于胸膜腔，所以心包积液更容易引发患者不适症状。心包积液的症状多表现为气短、胸痛，严重者可出现急性循环衰竭，如血压下降、心率增快、呼吸困难、发绀、颈静脉怒张等症状。所以，对心包积液的处理也应更为积极一些。

心包积液的处理原则和护理的注意事项与胸腔积液类似。

6. 难以进食的注意事项

肺癌患者难以进食常见的原因是化疗后没有食欲，不愿进食；治疗后出现严重的消化道反应，出现诸如恶心、呕吐症状；肿瘤原发灶、转移淋巴结持续增大，压迫食管出现吞咽困难，无法进食；患者肿瘤负荷过重，进入"恶病质"状态，导致食欲下降、体重丢失、营养状况恶化，甚至威胁生命安全。

对于化疗后的不适症状，应从药物、饮食、心理等多方面来进行处理。在药物治疗上，如恶心症状严重，可以应用止吐药物。化疗过程中医生都会给予相应的处置，如果化疗后副作用仍很大，应在下次治疗前及时告知医生，加强止吐治疗，甚至调整治疗方案。也可以寻求中医帮助，接受相应的中医中药治疗，帮助改善症状，减轻化疗副作用。但强调不要盲信民间偏方秘方，一定要找正规中医医院指导治疗。在饮食上，应注意进食洁净、富含营养、易消化的食物，避免进食煎炸、油腻、辛辣刺激的食物。也可以调整饮食习惯，少食多餐，必要时还可以就诊于营养科，请营养科医生指导饮食方案的制订，添加必要的维生素和营养补充剂。在心理上，家人应当积极安慰并鼓励患者，帮助患者树立治疗信心。

如果有严重的恶心、呕吐症状无法进食，又或者因肿瘤进展所致食管梗阻无法进食，就需要考虑肠内营养或者静脉营养了。对于长期进食较差，或者长期呕吐的患者，在开始静脉营养或者肠内营养的时候，需要警惕"虚不受补"，用现代医学的说法，称为"再喂养综合征"。简单说来，就是当患者在持续饥饿的情况下，细胞内的一系列营养物质都被消耗殆尽，当大量糖和各类营养物质一下子补充进体内的时候，许多电解质及微量元素进入细胞内，反而使血管里维持正常生命活动的电解质及微量元素缺乏，可能导致患者心律失常、腹胀、腹泻甚至出现幻觉、呼吸困难等症状。

为了预防长期禁食后"虚不受补"的出现，当开始改善患者营养状况时，切不能一下子加得太"猛"，应该逐渐增加营养摄入，避免大量补充糖类，可以适量补充牛奶、脂肪乳剂等，并且需要积极补充钠、钾、磷、维生素等营养物质。

7. 骨转移的治疗

约有 10%~15% 的肺癌患者会出现骨转移。骨转移所带来的疼痛、骨折、血钙异常等情况会严重影响患者的生活质量，所以对于确诊肺癌骨转移的患者及其家属，了解一些治疗原则与注意事项对疾病的诊治会有很大的帮助。

对于确诊骨转移的患者，应以全身治疗为主，局部治疗为辅，治疗目标是提高生活质量、延长生命、缓解躯体症状及心理痛苦、预防或延缓病理性骨折等情况发生。

首先，积极、规律地接受骨改良药物治疗是预防病理性骨折发生的有效手段，一般建议每 3~4 周接受一次骨改良药物治疗，可以和化疗同时进行。

其次，骨转移的患者可能因转移导致骨痛，这种疼痛多为持续性的钝痛，且位置相对固定，有些夜间疼痛更为明显，无法自行缓解。这时医生会对患者的疼痛情况进行评估，并逐步调整止痛药物的种类和剂量。如果当前的止痛药物不能很好地缓解疼痛，要及时与医生沟通，以助于医生准确评估病情。

第三，因疼痛等原因，骨转移患者的心理痛苦主要表现为焦虑、抑郁、失望及孤独等。患者在心理上需要安全感、爱与被爱、理解、自尊等。如果这些需求得不到确认和较好地满足，就不可能获得疼痛及其他症状的良好缓解。

第四，对于部分骨转移病灶，可能还需要联合进行放疗、介入治疗等治疗手段。这些治疗方式可能对一些顽固的疼痛有特别的疗效。如果一些负重的骨骼发生转移，也需要尽早地加入放疗，避免严重的骨转移不良事件发生。

8. 脑转移的治疗

在肺癌的整个治疗过程中，约 50% 的患者都会在不同时间段出现脑转移。可以说，肺癌脑转移是患者及其家属在疾病的诊疗过程中有极大概率需要面对的一件事。

治疗肺癌脑转移主要方法包括手术、放疗和药物治疗（包括靶向药物和化疗）。对于最适当的治疗手段仍有争议，但放疗和药物治疗仍是肺癌脑转移治疗的最常用方法。

目前还没有预防脑转移发生的有效手段。由于多数化疗药物不能入脑（通过血脑屏障），在化疗时代如果患者出现肺癌脑转移，只能进行姑息性脑放疗。但现在随着对肺癌基础研究的深入，越来越多的靶向新药被专门设计成能突破血脑屏障作用于脑内的小分子药物，颅内有效率在目标人群中可达到 70% 以上。所以，对于脑转移的患者，需要进行基因检测积极寻找治疗靶点。如果存在适合的靶向药物，可以作为优先考虑。放疗方面，立体定向放疗技术也日趋成熟，因其定位准确，效果更好，对于体积较小的肿瘤有如手术刀切除一般的效果。如果脑放疗后出现脑水肿加重的症状，需要积极给予降颅压等治疗，通常症状可以有明显好转。

对患者的信心与鼓励，才能让治疗获得最佳的效果。

（赵大川　阎石　吴楠）

三十、参加临床研究

　　很多患者在疾病治疗的过程中，会接触到"临床试验"。可能是听别的患者提起，可能是在文章中见到，可能是曾经被医生询问是否有参加临床试验的意向。这或许引起了患者的兴趣或好奇，但患者通常因为不知道何为临床试验，只能望而却步（图22）。

　　目前国内对于肺癌的治疗存在众多的临床试验可供患者参与，各种临床试验的治疗方案也各不相同，包括化疗、放疗、手术、免疫治疗、靶向治疗、全新的药物治疗以及各种治疗间相互的结合，并且每项临床试验的目的也各不相同。

　　临床试验对于拓展及改进癌症的治疗方式、延长患者的生存期、改善患者的生活质量有着十分重要的作用。现在很多肺癌的治疗之所以被称为"标准治疗""国际规范"，是因为靠着这一项项曾经的临床试验奠定了基础。

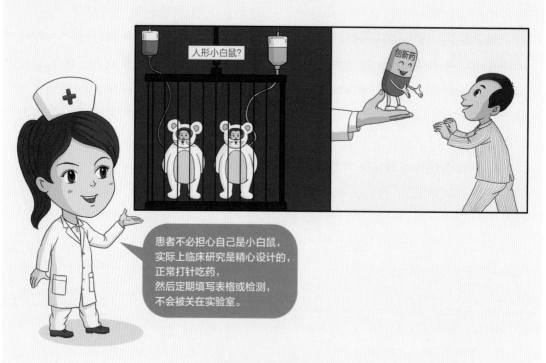

图22　参加临床研究

也就是说，通过参与临床试验，患者可以站在目前肿瘤治疗的前沿地带，接受最新的疗法，整个治疗过程也更为积极、主动。如果获得了良好的疗效，也可以帮助更多的患者。但是，临床试验的治疗方式存在的主要问题也正源于其超前性，临床医生没有办法预计各个临床试验是否可以优于现有的治疗方案，甚至不同种类、不同人群间的获益也各不相同。

1. 参加临床研究，是不是把患者当成小白鼠

先说结论，参加临床试验绝不是把患者当成小白鼠。下面我们试着从临床的设计和分类来让大家理解临床试验的基本定义。

临床试验的想法在提出之前，都已经在实验室和研究动物的测试中获得了良好的效果，有希望在临床治疗中使患者获益的药物才会进入临床试验阶段。只有临床试验，才能获得更多关于药物的信息，包括其对于患者的有效率、药物的有效时间、副作用的发生概率等。临床试验的设计会根据其不同的目的而有所不同。对于治疗肺癌的药物，通常进行Ⅰ、Ⅱ、Ⅲ三期临床试验并获得良好的效果，就会投入临床使用。

Ⅰ期临床试验作为新药物、新的治疗方案首次应用于人类，相对而言风险及未知性均较高，其目的主要为探究药物对人体的安全性，观察人体对药物的接受程度以及到底有何种不良反应，还包括探究药物在人体的代谢情况。所以，Ⅰ期临床试验常会考虑请健康人加入。对于抗肿瘤药物，有些可能会应用于多种治疗证实无效、已经无药可用的患者，或许可以给这些患者带来治疗上的奇迹。

参与Ⅰ期临床试验的患者，往往会在一开始接受很小剂量的药物，然后逐渐加量，观察患者在服药后有何不适症状，并在期间多次进行抽血化验，明确药物浓度以及对患者的影响。

Ⅰ期临床研究之后，约有70%的药物可以进入Ⅱ期临床研究。可以进入Ⅱ期临床研究的药物，因其安全性已经得到了初步的验证，进一步研究目标主要是观察其有效性，并通过更多患者应用药物，发现药物的副作用。

如果药物经过Ⅱ期临床研究证实了有效性，且副作用可以接受，那么就可以进入Ⅲ期临床研究。Ⅲ期临床研究是将这一全新的药物或治疗方法，与目前标准的治疗方案进行对比。如果新药在某一方面优于原有的治疗方案，将会改变现有的肺癌治疗方案，使更多的患者获益。Ⅲ期临床研究往往会需要大量的患者参与，甚至是全世界各地的患者。但在这个阶段，患者往往会经历随机分组，即有些患

者会接受新的治疗方案，而有些患者会接受目前标准的治疗方案。患者知道两种方案的存在，却不知道自己接受的是哪一种。

2. 参加临床研究有哪些潜在获益

患者参与临床试验，一般来说在经济上会有研究申办方、社会组织的资助；在治疗上，有可能应用全新的治疗方案；在疾病管理上，试验全程会有专门的医学人员合理安排治疗、检查流程，不至于在一头雾水的情况下错过治疗的最佳时间。

首先，从经济上来说，会有各类社会公益组织、研究申办方资助各类临床试验的开展，使得参与临床研究的患者在试验期间可以获得部分或全部免费的医疗项目。所以，对于家庭经济条件并不十分充裕的患者，参与临床试验可以大大减轻家庭在疾病治疗上的经济负担，同时还有可能获得某些前沿领域的治疗方案或药物。

其次，很多仍在临床试验阶段的药物，虽然可能已显现出初步的优势，但因其价格高昂，或者药物尚未上市，使可及性大大降低。通过伦理审核的临床研究，使患者有可能通过参与临床试验的方式获得更新的药物，接受更为前沿的治疗理念。

最后，每一项临床试验都有自己的试验设计，在每一个具体的时间段有具体的安排，整个治疗流程相对复杂，患者很有可能不明白应该在何时做什么。临床试验会有专门的医学人员和患者对接，帮助患者逐步完成临床研究。临床医生也会间断对患者进行随访，有些时候随访会持续数年。

3. 患者是否可以改变主意退出临床研究

一般来说，临床研究都会制订一定的规则，只有符合所有要求的患者，才有可能纳入研究，这些规则被称为"纳入标准"。例如有的"纳入标准"要求患者从未接受过其他治疗，有的却要求患者已经接受过多种治疗等。除了"纳入标准"，还有一些明确的不允许患者入组临床研究的标准，被称为"排除标准"。只有符合所有"纳入标准"，又不具备"排除标准"条件的患者，才可以纳入临床研究。但也要清楚，如果决定参与临床试验，就需要遵守试验所要求的规则。

当然，对于入组患者，可以在任何时候选择退出试验，患者是有这项权利的。但在决定退出之前，一定要和医生充分沟通，并告知退出的理由。

4. 参加临床研究的风险有哪些

对于临床研究，同样存在一些风险，在上述文章中其实已经提到。有必要在这里再次提出，以使患者可以充分理解。首先，尽管概率很低，但临床试验用药仍然可能存在严重的乃至危及生命的副作用；其次，临床试验的药物并不一定是百分百有效，有些药物的疗效可能并不能优于目前的标准治疗；再次，参与临床试验并不一定能用到试验用药，还有可能被纳入标准治疗组，也就是对照组；最后，参与临床试验可能会需要花费更多的时间、精力，需要严格遵照试验要求，定期去医院接受各类检查。

（赵大川　阎石　吴楠）

三十一、癌症患者怎么吃

对于糖尿病、肾病一类的慢性病，除了需要药物治疗，在生活习惯上也有很多需要注意的内容，例如吃什么、怎么吃、喝多少水等。对于早期肺癌，我们希望通过手术达到根治目的，其后希望患者逐步恢复到患病前正常健康的作息，养成健康、丰富、均衡的饮食习惯。对于晚期肺癌患者，我们希望通过药物治疗，使肺癌成为一种慢性病。对于慢性病，很多患者朋友自然会在生活诸多方面关心需要注意的事项。其中，肺癌患者怎么吃似乎就是一个很重要的问题。

1. "发物"可以吃吗

这个问题其实挺难回答，因为首先要定义"发物"是什么。网上说发物是"引发、诱发"之物，又根据发热、发痰、发风、发冷积等等分为不同的发物类型，而针对每个人的"发物"类型又是不一样的。

对于肺癌患者，假定引起"肺癌"复发或者加重"肺癌"的食物为"发物"。这么听起来，"发物"肯定是不能吃的！"黄曲霉毒素""亚硝酸盐""苯并芘"是大家耳熟能详的致癌物，这些肯定是不能吃的。如果换成日常生活中场景，反复加热的剩菜，发霉变质的食物，被烤焦的烧烤小吃，小作坊的"食用油"等，这些都不要食用。

而按照口耳相传的"中医"以及周围朋友的"关心"，发物实在是太多了！海鲜是发物，香菜是发物，羊肉是发物，木耳是发物，辣椒是发物。如果这么多种所谓"发物"都不能食用，那么你很可能会发现，剩下的可供选择的食物种类就非常有限了。

患者在进行各种不同类型的抗肿瘤治疗过程中，是存在一些饮食注意事项的，但和"发物"无关。我们建议手术患者术前进食清淡、易消化的食物，是因为手术麻醉可能会对消化道产生影响，减弱肠蠕动，过多食物淤滞在消化道内，对患者会有不好的影响。术后早期建议患者进食清淡的食物，是希望避免大量油脂被肠道吸收，导致淋巴中存在大量乳糜微粒，从而引发手术后引流液中含有乳糜，不利于术后恢复。

对于化疗和放疗的患者，建议避免进食油炸、生硬的食物，是因为化疗药物和放疗会损伤消化道黏膜，进食质硬的食物可能加剧消化道黏膜损伤，甚至引发溃疡、出血等情况。不建议患者化疗后进食生冷的食物，甚至一些不易洗净的生蔬，例如香菜，是因为化疗后患者抵抗力降低，担心这些食物不够洁净引起腹泻等消化道症状。

总之，在吃东西这件事上，饮食种类丰富、进食量适度才是最好的。无论鱼、蛋、奶、肉、蔬菜、主食，都应该适量摄取，保持均衡的饮食才利于身体健康。

2. 肺癌根治术后为什么忌油荤

肺癌术后的常见并发症之一是乳糜胸。严重的乳糜胸可能与胸导管损伤相关，但术后患者出现少量胸腔乳糜，则可能是与患者术后大量油腻饮食相关。曾经有患者在手术后第二天，自己觉得身体恢复得不错，就吃了两块含有大量油脂的点心，结果患者的胸腔引流马上出现乳糜。

在肺癌根治术中，外科医生会对纵隔和肺门的淋巴结进行活检或者清扫，尤其是对于可疑淋巴结转移的患者，更是会进行较为彻底的清扫。清扫过后，虽然淋巴结都彻底切除了，但是与淋巴结相连的淋巴管却无法彻底清扫。就像一串珍珠项链，我们可以把珍珠都切掉，但是链子的断端还是留在那里。这些淋巴管断端会导致术后淋巴液渗漏。通过采取清淡饮食等措施可以减少淋巴液的总量，促进淋巴管的闭合。相反，大量油腻的饮食则有可能导致淋巴液大量增加，冲开已经闭合的淋巴管断端，导致乳糜样的淋巴液大量渗漏至胸腔，影响术后康复。

3. 节食能不能"饿死"肿瘤

这是很多患者关心的问题，患者有这样的疑问往往是有自己的内在逻辑的。肿瘤是细胞的异常生长，而且会抢走正常组织生长的营养。由此推理，如果不吃饭的话，肿瘤也就没有营养了，也许就能达到把肿瘤"饿死"的目的了。

很不幸，还没有任何一位患者依靠节食达到"饿死"肿瘤的效果。而且，作为临床医生，也不建议肺癌患者节食。在肿瘤治疗过程中，无论是在手术前后，还是在化疗、放疗期间，都需要正常的身体功能作为支撑，特别是放化疗又对正常组织有着一定的伤害。如果患者在治疗期间有较为健康的营养状态，那么组织愈合和新陈代谢都会处于更佳的水平，有助于维持患者自身的免疫力，对抗肿瘤治疗是有益的。

（赵大川　阎石　吴楠）

图书在版编目（CIP）数据

肺癌 / 吴楠主编 . —北京：人民卫生出版社，
2022.10
（肿瘤科普百科丛书）
ISBN 978-7-117-33217-0

Ⅰ. ①肺… Ⅱ. ①吴… Ⅲ. ①肺癌－普及读物 Ⅳ.
①R734.2-49

中国版本图书馆 CIP 数据核字（2022）第 102108 号

人卫智网　www.ipmph.com　医学教育、学术、考试、健康，
　　　　　　　　　　　　　　购书智慧智能综合服务平台
人卫官网　www.pmph.com　人卫官方资讯发布平台

肿瘤科普百科丛书——肺癌
Zhongliu Kepu Baike Congshu——Feiai

主　　编　吴　楠
出版发行　人民卫生出版社（中继线 010-59780011）
地　　址　北京市朝阳区潘家园南里 19 号
邮　　编　100021
E - mail　pmph @ pmph.com
购书热线　010-59787592　010-59787584　010-65264830
印　　刷　北京顶佳世纪印刷有限公司
经　　销　新华书店
开　　本　787×1092　1/16　　印张：9.5
字　　数　165 千字
版　　次　2022 年 10 月第 1 版
印　　次　2022 年 11 月第 1 次印刷
标准书号　ISBN 978-7-117-33217-0
定　　价　49.00 元

打击盗版举报电话：010-59787491　E-mail：WQ @ pmph.com
质量问题联系电话：010-59787234　E-mail：zhiliang @ pmph.com
数字融合服务电话：4001118166　　E-mail：zengzhi @ pmph.com

55检